Thieme

# Praxisanleitung für Pflegeberufe

## Beim Lernen begleiten

Else Gnamm und Sieglinde Denzel

unter Mitarbeit von Lucio Cecconi und Ulrich Mack

2., unveränderte Auflage

Georg Thieme Verlag
Stuttgart · New York

Autoren:

Else Gnamm,
Schubertstr. 21, 72800 Eningen

Sieglinde Denzel, Dipl.-Psych.,
Ev. Berufsfachschule für Altenpflege,
Heerstr. 18, 72555 Metzingen

Ulrich Mack,
Weinbergstr. 29, 72800 Eningen

Lucio Cecconi, Dr.,
Engelstr. 41, 73054 Eislingen Fils

*Bibliografische Information der Deutschen Bibliothek*

Die Deutsche Bibliothek verzeichnet diese Publikation in der Deutschen Nationalbibliografie; detaillierte bibliografische Daten sind im Internet über http://dnb.ddb.de abrufbar.

1. Auflage 1997


Rüdigerstraße 14
D-70469 Stuttgart
Unsere Homepage:
http://www.thieme.de

Printed in Germany

Umschlaggestaltung: Thieme Verlagsgruppe
Umschlagfoto: Thomas Stephan, Munderkingen
Satz: Mitterweger Werksatz GmbH, Plankstadt bei Heidelberg
Druck: Gutmann + Co, GmbH, Talheim

ISBN 3-13-109822-8 1 2 3 4 5 6

**Wichtiger Hinweis:** Wie jede Wissenschaft ist die Medizin ständigen Entwicklungen unterworfen. Forschung und klinische Erfahrung erweitern unsere Erkenntnisse, insbesondere was Behandlung und medikamentöse Therapie anbelangt. Soweit in diesem Werk eine Dosierung oder eine Applikation erwähnt wird, darf der Leser zwar darauf vertrauen, daß Autoren, Herausgeber und Verlag große Sorgfalt darauf verwandt haben, daß diese Angabe **dem Wissensstand bei Fertigstellung des Werkes** entspricht.
Für Angaben über Dosierungsanweisungen und Applikationsformen kann vom Verlag jedoch keine Gewähr übernommen werden. **Jeder Benutzer ist angehalten,** durch sorgfältige Prüfung der Beipackzettel der verwendeten Präparate und gegebenenfalls nach Konsultation eines Spezialisten festzustellen, ob die dort gegebene Empfehlung für Dosierungen oder die Beachtung von Kontraindikationen gegenüber der Angabe in diesem Buch abweicht. Eine solche Prüfung ist besonders wichtig bei selten verwendeten Präparaten oder solchen, die neu auf den Markt gebracht worden sind. **Jede Dosierung oder Applikation erfolgt auf eigene Gefahr des Benutzers.** Autoren und Verlag appellieren an jeden Benutzer, ihm etwa auffallende Ungenauigkeiten dem Verlag mitzuteilen.

# Vorwort

Die Arbeit an diesem Buch ist aus der erlebten Praxis heraus entstanden, im ständigen Dialog mit MitarbeiterInnen, PraxisanleiterInnen und SchülerInnen, die uns an ihren Fragen, Problemen und Wünschen teilhaben ließen.

Das Buch ist als ein Handbuch gedacht, im wahrsten Sinne des Wortes, das heißt als ein handlicher, rasch und konkret in die Praxis umsetzbarer Leitfaden. Es soll Orientierungshilfe sein für all jene, die SchülerInnen im pflegerischen und sozialpflegerischen Bereich beim Hineinwachsen in ihre spätere Berufstätigkeit anleiten und begleiten.

Der Bereich der Pflege und Betreuung steckt derzeit in einem tiefgreifenden Umbruch, denkt man etwa an die Einführung der Pflegeversicherung und die Diskussion um die Qualitätssicherung mit ihrer Standardisierung der Pflege, Veränderung der Ausbildungsanforderungen und Umstrukturierung der Institutionen. Dieser Wandel wird zum Teil als beunruhigend, ja negativ, zum Teil aber auch als neuer Impuls empfunden. In jedem Fall wird der Zusammenhang zwischen Qualität und Qualifizierung erkannt, Qualifizierung im Sinne einer Erhöhung fachlicher *und* sozialer Kompetenz.

Damit entsteht ein neues Bewußtsein für den Stellenwert der Ausbildung und für die Gruppe der Personen, die die Anleitung künftiger MitarbeiterInnen verantworten. Es stellt sich die Frage, wer mit der so wichtigen Aufgabe der Anleitung zu betrauen ist, begegnet man doch immer noch hier und da der Überzeugung: „Wer gut arbeitet, kann auch anleiten“. Damit ist dem oben formulierten Ziel der Qualifizierung jedoch wohl kaum Rechnung getragen. Sicherlich ist hohe fachliche Kompetenz ein klares Kriterium für die Übernahme von Anleitungsfunktionen, doch von guten AnleiterInnen werden noch andere wesentliche Qualitäten verlangt: pädagogisches Geschick, Einfühlungsvermögen und nicht zuletzt ein hohes Maß an Bereitschaft zur Selbstreflexion.

Ziel des vorliegenden Buches ist es, denen, die sich dieser anspruchsvollen aber auch bereichernden Herausforderung stellen, konkrete Hilfen an die Hand zu geben, sie in problematischen Situationen zu begleiten, ihnen Mut zu machen und sie in ihrem Selbstvertrauen zu bestärken. Ausgangspunkt ist dabei immer das Bemühen um eine positive Beziehung zu den SchülerInnen, in welcher Anleitung als ein Gefühl der Solidarität mit den Lernenden verstanden wird. Hier liegt die Basis für die Erreichung des längerfristigen Ziels wachsender fachlicher Kompetenz.

Bewußtes Anliegen war uns ein multiprofessioneller Ansatz, der mehrere sozialpflegerische Berufe integrierend in den Blick nimmt. Diese Multiprofessionalität findet ihren Ausdruck auch in der Zusammensetzung des Autorenteams, in dem VertreterInnen aus Alten-, Kranken- und Heilerziehungspflege, mit Praxis und Lehre vertraut, zu Wort kamen. Im zum Teil durchaus harten Zusammenprall der Meinungen wurden uns die unterschiedlichen Schwerpunkte der Anleitung in den verschiedenen Bereichen, aber auch Unterschiede im „Anleitungsstil" deutlich. Zugleich wuchs aber auch der Wunsch, dazu beizutragen, Grenzen abzubauen und zu einem Miteinander zu finden, in dem der eine vom anderen lernt. Wenn das mit diesem Buch ein wenig gelingen sollte, wäre schon viel erreicht.

Ganz großer Dank gebührt hier unseren beiden Co-Autoren Ulrich Mack und Lucio Cecconi, deren Fachkompetenz und konstruktive Kritik dem Text seht gutgetan haben. Ihre wichtigen Beiträge haben das Buch erst „rund" gemacht.

Und schließlich sei den vielen MitarbeiterInnen, MentorInnen und SchülerInnen aus der Alten-, Kranken- und Heilerziehungspflege gedankt, die durch ihre Erfahrungen, ihre Anregungen und ihre kritischen Rückmeldungen unsere Arbeit überhaupt ermöglicht haben!

Zugleich bitten wir all jene, die sich mit dem Buch auseinandersetzen, ihrerseits um konstruktive Rückmeldung. Wir möchten von Ihnen, Ihren Erfahrungen und Wünschen lernen, das Buch noch besser zu gestalten.

Januar 2003 Die Autorinnen

# Inhaltsverzeichnis

# 1. Praxisanleitung als Abenteuer

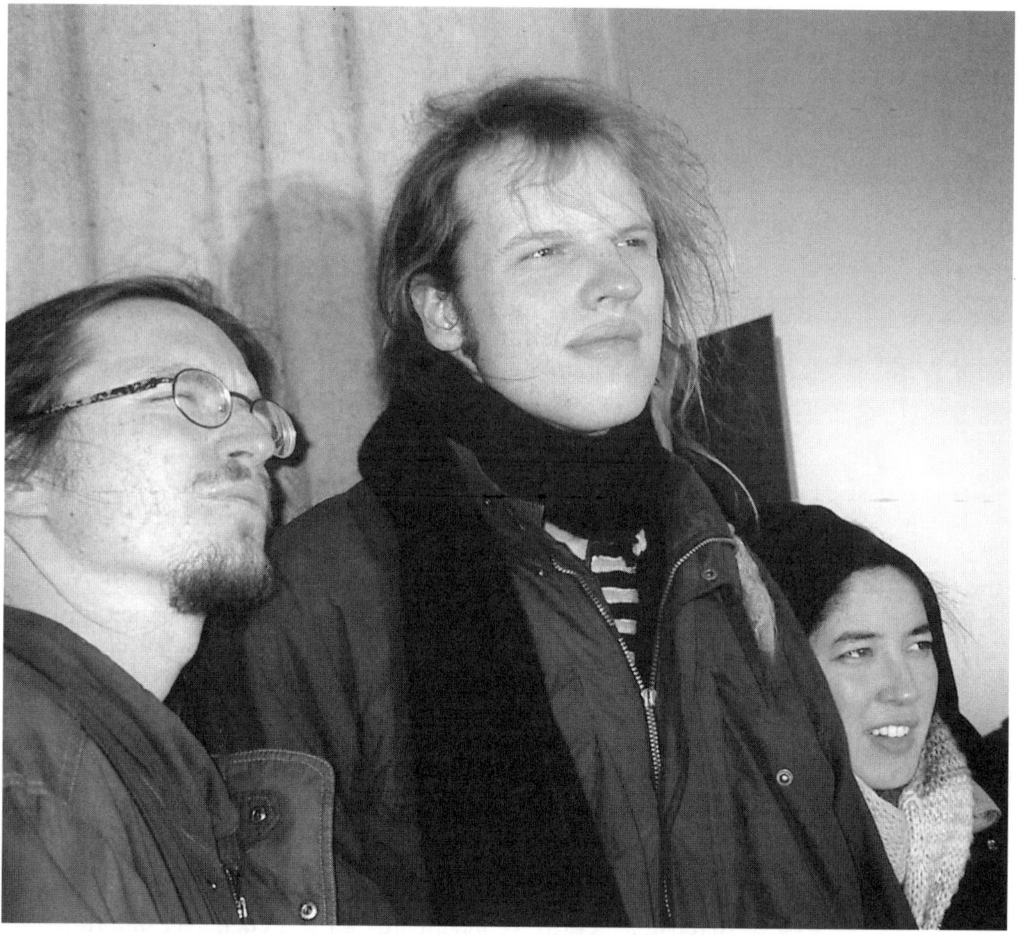

## 1.1 Anleitung in sozialpflegerischen Berufen – Versuch eines integrativen Ansatzes

**Zielgruppen des Buches**

Das vorliegende Buch ist als Leitfaden, Anregung und Reflexionsrahmen für frischgebackene und erfahrene AnleiterInnen in den Berufsfeldern der Altenpflege, der Krankenpflege und der Heilerziehungspflege gedacht. Das ist zweifellos ein hochgestecktes Ziel.

Da sind zum einen die sicherlich in vielem unterschiedlich gelagerten Fragen und Bedürfnisse der „Neulinge" und der „alten Hasen" im Anleitungsgeschäft. Und da sind drei verschiedene Berufsgruppen, die sich bei aller Gemeinsamkeit in ihrem Grundanliegen, Menschen zu helfen, doch stark voneinander unterscheiden, was z. B. den zu betreuenden Personenkreis, die Ziele der Arbeit, wie auch die Ausbildungsvoraussetzungen und -wege angeht.

Kann, was für Neulinge gesagt wird, auch für Fortgeschrittene interessant sein und umgekehrt? Wir meinen ja.

**Basisinformation für Neueinsteiger**

Für Neueinsteiger ist es fraglos unerläßlich, sich einen Einblick in das gesamte Spektrum der Anleitertätigkeit zu erarbeiten, entsprechendes fachliches, pädagogisches und psychologisches Wissen zu erwerben und in der Praxis zu erproben. Damit dies möglich ist, ist es aber zweifellos notwendig, das Geschehen nicht „übervereinfacht" darzustellen, sondern es in seiner ganzen Vielschichtigkeit in den Blick zu nehmen.

**Keine Langeweile für Routiniers!**

Für erfahrene Anleiter wiederum mag es wichtig sein, zu den gesammelten Erfahrungen in Distanz zu gehen und sie in einem nächsten Schritt vielleicht aus einer neuen, veränderten Perspektive zu betrachten. Im Mittelpunkt steht hier die Möglichkeit, Wissen aufzufrischen, sich Anregung für Problemsituationen zu holen, das eigene Selbstverständnis und Verhalten zu reflektieren.

Im Wissen um diese unterschiedlichen und jeweils gleich ernst zu nehmenden Bedürfnisse sind die über das Buch verteilten Anregungen und Reflexionsanstöße so konzipiert, daß sie vom eigenen Schwerpunkt her verstanden und auf die ganz persönliche Situation zugeschnitten werden können.

**Keine Berührungsängste!**

Schwerer wiegt dagegen die Frage, ob sich für die Alten- oder Krankenpflege entwickelte Anleitungskonzepte für die Situation der Heilerziehungspflege fruchtbar machen lassen – und umgekehrt. Diese Frage ist aufgrund der oben angedeuteten Unterschiede sicherlich nur bedingt zu bejahen. Einerseits wirken sich unterschiedliche Arbeitsfelder und Zielsetzungen auch auf die Formen der Anleitung aus, andererseits erscheint das Bemühen um einen integrativen Ansatz angesichts der massiven Veränderungen auf dem Sektor der Betreuung und Pflege ein Gebot der Zeit.
Diese Veränderungen bringen es u. a. mit sich, daß sich die Praxisbereiche in mancher Hinsicht stärker berühren. Die zunehmende Bedeutung pflegerischer Aspekte durch die Tendenz zu immer mehr älteren, z. T. psychisch stark veränderten zu Betreuenden in der Altenpflege und die Zunahme schwerst-mehrfachbehinderter Betreuter in den stationären Einrichtungen der Behindertenhilfe bestätigen dies.
Einen weiteren wichtigen Berührungspunkt schafft die Tatsache, daß in der Praxis bereits viele Absolventen sozialpflegerischer Ausbildungsstätten berufsübergreifend tätig sind, und zwar in multiprofessionellen Teams: Da arbeiten HeilerziehungspflegerInnen in Altenheimen, AltenpflegerInnen in psychiatrischen Einrichtungen, Krankenschwestern in Alten- und Behinderteneinrichtungen. Und viele von ihnen üben, unabhängig von ihrer beruflichen „Herkunft“, eine Anleitungsfunktion in ihrem jetzigen Tätigkeitsbereich aus. Der „Blick über den Tellerrand“ des eigenen, berufsspezifischen Arbeitsfeldes ist hier schon längst Realität.

**Multiprofessionalität kommt!**

Die gegenseitige Ergänzung der verschiedenen Berufsgruppen und der Erfahrungsaustausch scheinen vor diesem Hintergrund ebenso reizvoll wie notwendig. Man lernt die Dinge mit den Augen des anderen sehen, schaut sich vielleicht die eine oder andere Bewältigungsstrategie ab. Oder man entdeckt auch ganz bewußt die unterschiedlichen Schwerpunkte, lernt begreifen, daß ein und dieselbe Situation ganz unterschiedlich wahrgenommen werden kann, und daß die verschiedenen Perspektiven sich eigentlich positiv ergänzen.

**Integrierende Perspektive als Chance**

Ein Ziel dieses Buches ist es deshalb, eingebunden in ein einheitliches Anleitungskonzept, Momentaufnahmen aus den unterschiedlichen Arbeitsfeldern zu vermitteln. Wir möchten den Anleitenden, die ja aus den verschiedensten Arbeitsfeldern kommen und häufig mit Lernenden aus anderen Berufsgruppen zu tun haben, Mut machen zum Hinhören und Hinschauen – ein erster Schritt für erfolgreiche Anleitung. Denn gerade beim Thema Anleitung wird immer wieder auch die Berechtigung eines einheitlichen Ansatzes deutlich.

**Gemeinsames Ziel: „gute Anleitung"**

Die Grundfrage ist hier in allen genannten Berufsfeldern dieselbe, nämlich wie Menschen Menschen helfen können, sich in einem helfenden Beruf zurechtzufinden. Worum müssen Anleiter sich kümmern, wenn sie „gute Anleitungsarbeit" leisten und zudem Spaß daran haben wollen? Vor welche Probleme sehen sie sich möglicherweise gestellt, und wie können sie sie meistern?
Neben der rein fachlichen Seite der Anleitung spielt hier der pädagogische und psychologische Aspekt eine ausschlaggebende Rolle – und der ist in allen drei Berufsfeldern gleich, wenn auch die Gewichtungen vielleicht etwas variieren. Es geht um Beziehungsarbeit, Menschenführung, Kommunikation, um Konfliktbewältigung und die eigene „Psychohygiene", kurz, um den Umgang miteinander und mit sich selbst in einer Situation des praktischen Lehrens und Lernens.
Doch wird die Auseinandersetzung mit der Anleitungsaufgabe natürlich immer von berufsspezifischen Prägungen und Rollendefinitionen bestimmt sein. Aus diesem Grund ist es sicherlich angezeigt, sich einen kurzen Überblick über die verschiedenen Praxisfelder, den „Alltag" und den Personenkreis, mit dem die verschiedenen Berufsgruppen arbeiten, zu verschaffen und ihre je spezifische Perspektive kennenzulernen.

## 1.2 Praxisanleitung in der Altenpflege

### Arbeitsfelder und zu betreuender Personenkreis

**Betreuung alter Menschen in Heim, Klinik, ambulanter Pflege**

Altenpfleger finden heute nach Beendigung der dreijährigen Ausbildungszeit und Erlangung der staatlichen Anerkennung ein relativ vielfältiges Spektrum an beruflichen Möglichkeiten vor. Neben ihrem „klassischen" Tätigkeitsbereich in Alten- bzw. Altenpflegeheimen arbeiten Altenpfleger in der ambulanten Pflege, z. B. in Sozialstationen, vereinzelt auch in der Privatpflege, in Tagesstätten für alte Menschen, in gerontopsychiatrischen Heimen und Tageskliniken, in der Psychiatrie, hier wieder verstärkt auf gerontopsychiatrischen Stationen, aber auch in Behinderteneinrichtungen.

**Zunahme der Pflegebedürftigkeit**

Das Arbeitsfeld der Altenpflege erlebt zur Zeit einen tiefgreifenden Umbruch durch den verstärkten Trend zur ambulanten Versorgung einerseits und eine massive Zunahme psychisch veränderter und stark pflegebedürftiger alter Menschen im stationären Bereich andererseits. Vor allem die einen immer breiteren Raum einnehmende Arbeit mit psychisch veränderten oder verwirrten alten Menschen stellt eine große Herausforderung dar.

Fördern, Begleiten und Loslassen als große Aufgabe

Einen alten Menschen – auch und gerade einen desorientierten oder völlig bettlägerigen alten Menschen – vor dem Hintergrund seines gelebten Lebens zu sehen und zu verstehen, Fähigkeiten und geistige Ressourcen zu erhalten und andererseits bereit zu sein, eine Verschlechterung zu akzeptieren und Abschied zu nehmen, ist eine fachlich und psychisch anspruchsvolle Aufgabe. Hier ist die Praxisanleitung – ähnlich wie in den anderen sozialpflegerischen Berufen – in besonderer Weise gefordert, den Schüler nicht nur im Erwerb beruflicher Kompetenz zu fördern, sondern ihn auch im Hinblick auf psychosoziale Lern- und Entwicklungsprozesse einfühlsam zu begleiten.

## Tätigkeitsschwerpunkte und berufsspezifische Prägungen

Medizinisch-pflegerische und ressourcenerhaltende Betreuung

Die beiden Schwerpunkte der Altenpflege, die entsprechend breit in der Ausbildung und damit auch im fachpraktischen Ausbildungsteil vertreten sind, sind der medizinisch-pflegerische Bereich und der Bereich der Mobilisierung und Aktivierung, in dem es um die Erhaltung und Entfaltung vorhandener geistiger und körperlicher Ressourcen der Betreuten geht. Mit dieser Zielsetzung steht die Altenpflege gleichsam zwischen der Krankenpflege, wobei die Altenpflege natürlich vorrangig gerontomedizinisches bzw. geriatrisches Wissen verlangt, und der stärker pädagogisch geprägten Heilerziehungspflege.

Unterschiedliche berufliche Sozialisation – unterschiedliche Blickwinkel

Diese Zwischenstellung wird wohl ebenso häufig positiv gewertet wie problematisiert. Eine Altenpflegeschülerin berichtet etwa nach dem Krankenhauspraktikum, die Patienten hätten sie eigens auf ihre so einfühlsam, wohltuend und gründlich durchgeführten Pflegehandlungen angesprochen und nach ihrem beruflichen Hintergrund gefragt, mit dem Bemerken: „Wenn Sie kommen, freuen wir uns immer.“ Ganz anders nahm die für die Schülerin zuständige Mentorin, eine Krankenschwester, die Situation wahr. Sie bemängelte, daß die Schülerin für alles „viel zu lang“ gebraucht habe und dadurch keine Hilfe, sondern fast eher eine Belastung auf der Station gewesen sei.
Hier wird, abgesehen von allen denkbaren anderen Aspekten – die Schülerin könnte z. B. wirklich langsam sein oder ihre Anleiterin war eifersüchtig auf ihren „Erfolg“ bei den Patienten – ein grundlegender Unterschied in der Gewichtung der Anteile des eigenen Tuns deutlich.
Ähnlich ungeduldige Reaktionen wie die Krankenschwester zeigte wiederum eine Anleiterin in der Altenpflege einem Heil-

erziehungspflegeschüler gegenüber. Gewöhnt an improvisierte, der rasch wechselnden Aufnahmefähigkeit der alten Menschen angepaßte, kurze „Aktivierungen“, warf sie dem Schüler vor, er brauche für die Planung und Vorbereitung seiner Maßnahmen soviel Zeit und Material, daß es kaum einmal zur Durchführung komme, und seine Vorstellungen von dem, was die Bewohner noch könnten, seien ohnehin viel zu hochgeschraubt. Der Schüler dagegen hatte das Gefühl, daß die Bewohner „außer ein bißchen Singen und Vorlesen“ keinerlei interessante Anregung hätten. Er plante einen kurzen Ausflug in ein kleines Heimatmuseum, der letztlich bei der – zugegebenermaßen relativ kleinen – Gruppe, die mitging, großen Anklang fand und zum Anknüpfungspunkt für weitere Angebote wurde.

## Regelung der Anleitung

**Fremdpraktika**

Die praktische Ausbildung in der Altenpflege umfaßt laut Ausbildungs- und Prüfungsordnung des Sozialministeriums an Berufsfachschulen für Altenpflege vom 23.5.1995 insgesamt 2770 Stunden. Davon müssen mindestens 1770 in stationären/teilstationären Einrichtungen der Altenhilfe absolviert werden, 300 im gerontopsychiatrischen Bereich, 230 in einer offenen oder ambulanten Einrichtung und 200 in einem Allgemeinkrankenhaus.

**Praxisberichte**

Grundlage für die Anleitung bildet ein von der jeweiligen Ausbildungsinstitution ausgegebener „Praxisleitfaden“, der für die drei Ausbildungsjahre fachpraktische Aufgabenschwerpunkte festlegt. Die Erfahrungen in der Praxis münden in schriftliche Berichte.

**Praxisprüfungen**

Ein zusätzliches Abprüfen des praktischen Lernfortschritts erfolgt über Praxisprüfungen unter Leitung der entsprechenden Fachlehrer der Schule.

## Status und Qualifikationen des Anleiters

**Berufserfahrung und Weiterbildung**

Die Praxisanleiter in der Altenpflege sind in der Regel staatlich geprüfte Altenpfleger, manchmal auch Krankenpfleger. Es wird vorausgesetzt, daß ein Anleiter mindestens zwei Jahre Berufserfahrung hat. Die meisten Einrichtungen bieten mittlerweile berufsbegleitende Fortbildungen für Anleiter an, dazu kommen regelmäßige Kontakte zwischen Anleitern und Ausbildungsinstitution.

**Problem: Doppelfunktion**

Häufig kommt es im Rahmen der allgemeinen Personalknappheit zu Funktionsdoppelungen, d. h., der Anleiter hat als einzig „Ausgebildeter“ auch die Stationsleitung inne. Von Anleitern in der Altenpflege wird deshalb häufig der Zeitmangel beklagt,

unter dem die Anleitungssituation leidet. Daneben wünschen sich viele Anleiter mehr professionelle Vorbereitung und Begleitung für ihre Tätigkeit. Die Schüler wiederum würden sich ebenfalls mehr fest eingeplante Anleitungszeit wünschen und mehr Möglichkeit zum Austausch mit dem Anleiter.
Die Anleitertätigkeit wird in der Regel nicht zusätzlich honoriert.

## 1.3 Praxisanleitung in der Krankenpflege

### Arbeitsfelder und zu betreuender Personenkreis

**Stationäre oder ambulante Pflege**

Auch ein Krankenpfleger findet nach seiner dreijährigen Ausbildung vielfältige berufliche Möglichkeiten vor. Die grundsätzliche Entscheidung für ihn ist, ob er eine *stationäre oder ambulante* Pflegetätigkeit ausüben möchte. Sein zu betreuender Personenkreis umfaßt Kranke aller Altersstufen.

**Spezialisierung möglich**

Der am häufigsten gewählte Arbeitsplatz nach der Ausbildung ist das Krankenhaus, das mit seinen verschiedenen Disziplinen eine Vielzahl an Spezialisierungsmöglichkeiten bietet wie z. B. im Operationsdienst, in der Intensivpflege, Chirurgie, Orthopädie, Innere Medizin, Gynäkologie, Geriatrie, usw.
Zunächst besteht bei den „Frischexaminierten" häufig der Wunsch, ihr Fachwissen zu vertiefen und praktische Erfahrungen zu sammeln, um sich später entweder in einem Fachgebiet zu spezialisieren, oder für eine ambulante Tätigkeit gut gerüstet zu sein.

### Tätigkeitsschwerpunkte

**Allgemeiner Tätigkeitsbereich**

Die Tätigkeitsschwerpunkte eines Krankenpflegers im *Krankenhaus* sind die

- Aufnahme und Betreuung von Kranken, häufig in Akutsituationen, wie z. B. Herzinfarkt, Schlaganfall, Verletzung nach einem Unfall,
- Planung und Durchführung individueller und ganzheitlicher Pflegemaßnahmen,
- Anregung gesundheitsfördernder und -erhaltender Maßnahmen wie z. B. Diabetikerschulung, physikalische Maßnahmen, Ernährungsfragen,
- Hilfestellung bei der Eingliederung bzw. Wiedereingliederung in den Lebensraum des Kranken, evtl. in Zusammenarbeit mit dem Sozialdienst und oder mit den Angehörigen (z. B. beim Umzug in ein Pflegeheim),
- Begleitung und Unterstützung von Kranken aller Altersstufen, auch in ihrer letzten Lebensphase.

Die Arbeit eines *ambulant* tätigen Krankenpflegers findet in der Regel in Diakonie- oder Sozialstationen statt, seit Einführung der Pflegeversicherung auch zunehmend bei privaten Pflegediensten.
Der ambulant zu betreuende Personenkreis entspricht im allgemeinen dem des ambulant tätigen Altenpflegers.

## Regelung der Anleitung

Grundlage für die Anleitung ist „das Gesetz über die Berufe in der Krankenpflege vom 4. 6. 1985 und die Ausbildungs- und Prüfungsordnung für die Berufe in der Krankenpflege vom 16. 10. 1985“ (DBfK 1995).

**Berufserfahrung und Weiterbildung**

Die praktische Ausbildung umfaßt mindestens 3000 Stunden und hat die sach- und fachkundige geplante Pflege im klinischen und privaten Bereich als Grundlage. Für eine Anleitertätigkeit wird eine mindestens zweijährige Berufserfahrung erwartet sowie pädagogische Fachkompetenz, die durch einen Praxisausbilderlehrgang (Mentorenkurs) erworben werden kann.

## Einfühlung lernen – das große gemeinsame Ziel

**Schule – Kognitive Ebene**

Ein Schüler lernt in der Krankenpflegeschule *theoretisch* den Umgang mit dem Patienten kennen. In verschiedenen Lehrformen (z. B. Fallbesprechungen, Rollenspielen) wird im Laufe der Ausbildung versucht, ihm die individuelle Situation eines Menschen in seiner Krankheit nahezubringen. Er soll für die psychische Belastung einer Erkrankung und die Bedeutung von Lebenskrisen Verständnis entwickeln, sensibel werden für akute und chronische Schmerzzustände, für Abhängigkeit, Hilflosigkeit und Pflegebedürftigkeit. Erfahren und erleben kann der Schüler derartige kritische Situationen im Klassenzimmer nur *kognitiv.* Die Fähigkeit, sich in die reale Situation eines Kranken hineinzuversetzen, ist jedoch nur begrenzt *theoretisch* zu vermitteln.

**Praxis – Erlebnisebene**

In der Praxis werden diese Situationen jedoch täglich mit „allen Sinnen“ erlebt. Hier hat der Anleiter durch gezielte Beobachtungsaufgaben und Hinweise die Möglichkeit, dem Schüler einen menschlichen und individuellen Umgang mit Patienten auf der Erlebnisebene zu vermitteln und die entsprechenden Lernziele zu erreichen.

**Einfühlsame Pflege als wichtiges Ziel**

Die Vorbereitung auf belastende Situationen, Hilfestellung während der Betreuung von schwerkranken Patienten und Entlastung in Nachgesprächen sind hier wichtige Instrumente. Damit kann der Anleiter das Einfühlungsvermögen des Schülers und sein Verständnis für die Situation des Kranken fördern.

## 1.4 Praxisanleitung in der Heilerziehungspflege

### Arbeitsfelder und zu betreuender Personenkreis

**Betreuung von Menschen mit unterschiedlichen Einschränkungen**

Das Berufsfeld des Heilerziehungspflegers hat in den letzten Jahren eine deutliche Ausweitung erfahren. Entsprechend dieser unterschiedlichen Tätigkeitsfelder sieht sich ein in der Ausbildung befindlicher Heilerziehungspfleger nicht mehr nur der klassischen Zielgruppe der geistig behinderten Menschen in Vollzeiteinrichtungen gegenübergestellt, sondern Menschen mit ganz unterschiedlichen Einschränkungen in vielfältigsten Betreuungsformen. Das Grundsatzpapier der Bundesarbeitsgemeinschaft der Ausbildungsstätten für Heilerziehungspflege nennt u. a. Tagesstätten, Sozialstationen, Sprachfördereinrichtungen, Freizeitstätten, Beratungsstellen, Ambulante Dienste, Berufsbildungswerke, Sonderschulen. In Baden-Württemberg ist der Heilerziehungspfleger seit 1. 1. 96 sogar als Fachkraft in Regelkindergärten anerkannt. Es versteht sich von selbst, daß Praxisanleitung diesen speziellen Bedingungen des Klientels Rechnung tragen muß. Ein einheitliches Fachpraxiskonzept ist deshalb nicht zu verwirklichen.

**Vollzeit- und Tageseinrichtungen, Sonderschulen, ambulante Dienste**

### Bildungspläne und berufsspezifische Prägungen

**Pädagogischer Ansatz**

Aufgrund der Differenzierung des Praxisfeldes bleiben die Aussagen zur fachpraktischen Ausbildung, wie sie z. B. 1994 von den Fachschulen für Sozialpädagogik – Fachrichtung Heilerziehungspflege – in Baden-Württemberg vorgenommen wurden, eher allgemein: „Die fachpraktische Ausbildung dient wesentlich der Entwicklung der beruflichen Identität als Heilerziehungspflegerin und soll sie zu selbstkritischer Reflexion in ihrem beruflichen Handeln befähigen. Eine wesentliche Bedeutung kommt dabei auch der Anleitung zur Teamarbeit zu.“ Auch die hier genannten Lehrplaneinheiten könnten in Lernzielkatalogen anderer sozialpflegerischer Ausbildungen stehen: Gestaltung des Alltags, Wahrnehmung besonderer Aufgaben, Begleiten und Fördern, Kennenlernen weiterer Arbeitsbereiche, rechtliche Aspekte, Selbstwahrnehmung. Unterschiede zwischen den Berufsgruppen werden erst deutlich, wenn es um die Umsetzung von Zielen geht. In multiprofessionellen Teams – die in der Behindertenhilfe immer häufiger anzutreffen sind – kann man diese Grundsatzdiskussionen erleben, die z. B. entstehen, wenn zwischen pflegerisch ausgebildeten Mitarbeitern und pädagogisch geprägten Kollegen Fragen der Hygiene, Körperpflege oder des Selbstbestimmungsrechts des einzelnen thematisiert werden.

**Unterschiedliche berufliche Sozialisation – unterschiedliche Blickwinkel**

Von einer Krankenschwester, die als „medizinische Fachkraft" in sozialpsychiatrischen Wohngruppen ihre ersten Erfahrungen mit Heilerziehungspflegern hinter sich hatte, stammen folgende Aussagen:

- „Mein Vorschlag, bei Fr. X mal wieder einen Blutzuckertest zu machen, wurde als übertriebene Fürsorglichkeit hingestellt. Die pädagogischen Mitarbeiter wollten die Bewohnerin nicht zum medizinischen Fall umdefinieren".
- „Daß die Tupfer schon älter und vielleicht hygienisch nicht mehr ganz einwandfrei waren, war anscheinend allein mein Problem. Es wurde mir das Gefühl vermittelt, daß es wirklich wichtigeres gäbe".
- „Die Ablehnung von Einmalhandschuhen war eindeutig. Die Mitarbeiter hatten das Gefühl damit auf Distanz zum Bewohner zu gehen".
- „Das Tragen von weißen Arbeitskitteln paßte nicht ins Konzept. Man wollte nicht das Gefühl haben, in einer Klinik zu arbeiten".
- „Niemand wollte in die Handhabung des neuen Patienten-Lifters eingewiesen werden. Die Abwehrhaltung hatte, wie ich später erfuhr, mit der Vorstellung zu tun, dieses Pflegehilfsmittel hätte etwas von einer eisernen Schwester an sich".

Einer Heilerziehungspflegerin fiel dagegen an ihrer „Kollegin Krankenschwester" auf, daß sie es „nicht gelernt hatte, auch einmal nichts zu tun, sich herauszuhalten und abzuwarten, was von seiten des Bewohners kommt". Daß es auf einer Wohngruppe für geistig behinderte Erwachsene darum geht, mit diesen Menschen zu *leben* und nicht ständig an ihnen etwas zu *tun*, war für die von der Betriebsamkeit des Krankenhauses geprägte Pflegefachkraft mit einem Umgewöhnungsprozeß verbunden.

Auch wenn sich nicht alle diese Einzelaussagen verallgemeinern lassen, wird doch deutlich, daß es Unterschiede in der Gewichtung und Einschätzung einzelner Betreuungsaufgaben gibt.

Die Mitarbeiter verschiedener Berufsgruppen werden, gemäß ihrer subjektiven Wahrnehmung und beruflichen Prägung und Sozialisation, jeweils eigene Schwerpunkte setzen.

## Begriffe und Rollendefinitionen

**Viele Modelle**

In der Bundesrepublik gibt es derzeit keine bundeseinheitliche Ausbildungsordnung für Heilerziehungspfleger. Entsprechend unterschiedlich sind die fachpraktischen Ausbildungskonzepte. Selbst in den einzelnen Bundesländern existiert eine Vielzahl von Modellen, die sich durch eigene Begriffe und Organisationsformen unterscheiden.

## Status und Qualifikationen der Praxisanleiter

„Mentoren" und „Praxisbegleiter"

Es stellt immer noch eine Ausnahme in der Behindertenhilfe dar, daß die Anleitertätigkeit mit einer prozentualen oder sogar ganzen Freistellung einhergeht. Eine Berücksichtigung der Anleitertätigkeit im Stellenplan findet hauptsächlich bei „Mentoren" statt. Vor allem in größeren Einrichtungen ist das Modell anzutreffen, daß die Unterscheidung zwischen „Mentor" und „Praxisbegleiter" vorgenommen wird. Der Mentor ist gruppenübergreifend für alle Fragen der praktischen Ausbildung zuständig, während der „Praxisbegleiter" nur für die Anleitung des einzelnen Schülers und die Durchführung der vereinbarten fachpraktischen Aufgaben verantwortlich ist.

Berufserfahrung und Weiterbildung

Im baden-württembergischen Bildungsplan der Heilerziehungspflegeschulen heißt es hierzu: „Die Anleitung erfolgt durch dafür qualifizierte und von der Schule bestätigte Fachkräfte". Diese Fachkräfte sind in der Regel ausgebildete Heilerziehungspfleger mit Berufserfahrung, die für die Aufgabe geeignet erscheinen. Am Institut für sozialpädagogische Berufe in Ravensburg muß ein Heilerziehungspfleger z. B. mindestens über ein Jahr Berufserfahrung verfügen und einen Fortbildungskurs für Praxisanleitung nachweisen. Aber es gibt darüber hinaus inzwischen auch längerfristigere Weiterbildungsangebote mit Abschlußzertifikat. In vermehrtem Maß nehmen Heilerziehungspfleger solche Qualifizierungsmaßnahmen zur Vorbereitung und Begleitung ihrer Anleitertätigkeit wahr.
Schätzungsweise 20–30 % der Praxisanleiter in der Behindertenhilfe verfügen über einen Abschluß auf Fachhochschul- oder Universitätsebene. Es ist davon auszugehen, daß Anleiter mit einem sozialpädagogischen oder erziehungswissenschaftlichen Studium auch sozialpsychologische Themen in stärkerem Ausmaß in das ohnehin vornehmlich pädagogisch definierte Arbeitsfeld hineintragen. Entsprechend werden bestimmte Gewichtungen in der Arbeit vorgenommen und Lernprozesse auf bestimmten Ebenen angestoßen.

## Trotz Unterschieden – ein gemeinsames Grundanliegen

Psychosoziale Anforderungen ähneln sich

Neben den erwähnten Besonderheiten in der Behindertenhilfe unterscheiden sich Anleitungssituationen nicht grundsätzlich von dem, was in anderen sozialpflegerischen Berufen Gültigkeit hat. Vielleicht läßt der spezielle Kontext bestimmte Einzelphänomene besonders deutlich zu Tage treten, aber die Arbeit mit betreuungsbedürftigen Menschen ist in allen sozialen Praxisfeldern von derselben Grundfrage bestimmt: Wie werde

ich dem auf mich angewiesenen Menschen gerecht und wie kann ich dabei gleichzeitig einen guten Umgang mit mir selbst und meinen Kollegen gestalten und bewahren?
Ein Absolvent einer Fachhochschule/Universität als Anleiter in der Behindertenhilfe ist – zumindest als Anfänger – etwas theorielastig und generalistisch orientiert, d. h. ohne spezielles Fachwissen über Behinderung und Krankheit. Er wird dafür aber sein breites sozialpädagogisches Wissen in Anleitungsbeziehungen gut nutzen können.

**Anleitungsanforderungen ähneln sich**

Anleiter mit pflegerischem Hintergrund in der Alten- und Krankenpflege sind von der Tendenz her eher praxislastig und spezialisierter ausgebildet, d. h. mit konkretem, auf die Praxis bezogenen Know-how. Sie dürften deshalb in Anleitungssituationen eher ergebnis- und zielorientiert arbeiten, während in der Behindertenhilfe – vor allem bei obengenannter Gruppe – oft schon der Weg das Ziel ist, d. h. Anleitung häufig prozeßorientiert stattfindet. Doch ganz gleich, welche Ausgangsqualifikationen mitgebracht werden: alle Anleiter stehen vor der Herausforderung, die erworbenen Kompetenzen praxis- und schülergerecht in das Anleitungsgeschäft einzubringen und mitgebrachte Defizite zu erkennen und auszugleichen.
Es stellt zweifellos eine große Herausforderung für einen Heilerziehungspflegeschüler dar, einem vierzigjährigen, geistig behinderten Mann auf der „Erwachsenen-Ebene“ zu begegnen, wenn dessen geistiger Entwicklungsstand dem eines einjährigen Kindes entspricht.

**Nähe und Distanz, Einfühlung und Achtung als wichtige Ziele**

Aber welcher angehende Altenpfleger, der auf einer gerontopsychiatrischen Station seine Arbeit versieht, kennt diese Problematik nicht? Es will gelernt sein, im Umgang mit psychisch kranken Menschen die Balance zwischen empathischer Nähe und professioneller Distanz zu finden und sich nicht im Beziehungsgeflecht von Kontaktangeboten zu verlieren. Aber welcher Krankenpflegeschülerin, die gerade ihr Psychiatriepraktikum hinter sich hat, wäre dieser Aspekt fremd. Es ist in der Behindertenhilfe wichtig, unterscheiden zu lernen, daß ein spastisch gelähmter Mensch nicht gleichzeitig geistig behindert sein muß, auch wenn es zunächst den Anschein haben mag, aber auch diese Differenzierungsnotwendigkeiten sind in allen sozialpflegerischen Berufen gegeben.

## 1.5 Die Rolle des Anleiters – eine Schlüsselposition

Der Blick auf die verschiedenen Berufsfelder zeigt die verschiedenen Facetten des Anleitungsgeschäfts mit ihren unterschiedlichen Freiräumen und Problemen, auch das Problem der „Berührungsängste“.

Bei allen Abweichungen im Detail läßt sich dabei doch eine Art gemeinsamer Nenner erkennen, der eine übergreifende Definition der Anleiterrolle möglich macht.

**Vorweg einige Begriffsbestimmungen**

Noch herrscht auf dem Gebiet der Anleitung einige Begriffsverwirrung, was die Bezeichnungen der verschiedenen Funktionen angeht.

| | |
|---|---|
| Bezeichnungen für Schüler: | Schüler, Fachschüler, Praktikanten, Ausbildungsteilnehmer |
| In der Praxis für die Ausbildung von Schülern verantwortlich: | Praxisanleiter, Mentor, Gruppenleitung |
| Direkte Ansprechpartner in der alltäglichen Arbeit: | Praxisbegleiter, -anleiter, Praxisgruppe |
| Von der Schule angestellte und beauftragte Personen: | Lehrer/Dozenten für Fachpraxis, Praxislehrer/-dozenten |
| Ausbildungsvorgaben und Nachweise: | Studienbuch, Praxisleitfaden, Ausbildungsplan, Lernzielkatalog |
| Fachpraktische Aufgaben: | Praxisproben, Einzel- u. Gruppenpraxisstunden, Arbeitsproben, Anleitungsproben, Hospitationen, Fördervorhaben, Kontinuierliche Begleitung, Anleitungsassistenzen, Teamgespräche, Praxisprojekte, Praktika, usw. |

Aus Gründen der Übersichtlichkeit haben wir uns bewußt auf jeweils *eine Bezeichnung* beschränkt und verwenden durchgängig das Begriffspaar *Anleiter – Schüler*, einfach als Bezeichnung zweier bestimmter Rollen.

Obwohl die in den Berufsfeldern der Altenpflege, Krankenpflege und Heilerziehungspflege Tätigen bekanntermaßen in der Mehrzahl Frauen sind, wird wiederum der Einfachheit halber nur die Maskulinum-Form gebraucht, die in diesem Fall nichts anderes verkörpern soll als eine Funktionsbezeichnung.

**Fachpraktische Funktionen des Anleiters**

Der Anleiter begleitet den Schüler bei der praktischen Umsetzung des in der Schule erworbenen Wissens, leitet ihn in einfachen wie komplexen Arbeitsgängen an, korrigiert Fehler, gibt Anregungen. Er ist erster Ansprechpartner für Fragen des Schülers und bei eventuell auftauchenden Problemen des Schülers mit dem Team oder in der Beziehung zu den betreuten Menschen.

Daneben steht er im Austausch mit der Ausbildungsstätte und den übergeordneten Instanzen der Institution (Heim-, Pflegedienst-, Wohngruppenleitung).

Er unterstützt den Schüler bei der Vorbereitung auf Praxisprüfungen seitens der Schule, begleitet den Schüler darin, das im „Studienbuch" oder „Praxisleitfaden" vorgesehene Aufgabensoll zu erarbeiten und zu üben, und beurteilt den Schüler am Ende der Praxisphasen. (Kap. 5–10)

Bei der praktischen Abschlußprüfung ist er beteiligt und erfährt Rückmeldung über die Qualität der Schülerleistungen ebenso wie über den Erfolgen seiner Anleitungsbemühungen. (Kap. 11)

**Anleiter als Bezugsperson**

Doch Praxisanleitung hat nicht nur das Ziel, dem Schüler zu einer soliden beruflichen Qualifikation zu verhelfen. Anleitung ist in erster Linie Beziehungsarbeit, in der der Anleitende in vielfacher Weise zum „Lotsen" oder gar zum pädagogischen oder psychologischen Modell im vielschichtigen Bereich zwischenmenschlichen Umgangs wird und auf die Persönlichkeitsbildung des Schülers einwirkt. Auf jeden Fall wird das in der Praxisanleitung und in der Begegnung mit dem Mentor Erlebte in positiver wie in negativer Hinsicht mitbestimmend für die Berufsmotivation und den späteren Arbeitsstil des Schülers sein. (Kap. 3, 4)

## 1.6 Das „Basislager" – Beginn des Abenteuers Anleitung

Um der oben umschriebenen Aufgabe mit Spaß bei der Sache gerecht werden zu können, bedarf es einer entsprechenden „Grundausrüstung". Es geht darum, sich zunächst die inneren und äußeren Anforderungen der Situation bewußt zu machen und dann die entsprechenden „Ausrüstungsgegenstände" zurechtzulegen:

**Möglichkeit zum Austausch**

– *Der Anleiter braucht Menschen außerhalb seines Teams*, mit denen er seine Anleitungserfahrungen austauschen kann und die seine Ansprechpartner bei Fragen sind.

**Team**

– *Der Anleiter braucht die Unterstützung und Mitarbeit des Teams*. In der praktischen Situation ist Co-Anleitung durchaus realistisch und vertretbar, sofern sichergestellt ist, daß bei Fragen, Problemen und Rückmeldungen allgemeinerer Art der Anleiter als Bezugsperson zur Verfügung steht. Durch eine solche zeitweilige „Arbeitsteilung" haben auch andere im Team die Möglichkeit, Anleitungserfahrungen zu sammeln, und fühlen sich in den Anleitungsprozeß mit eingebunden. Dem Anleiter fällt hierbei die Rolle des Koordinators zu.

**Schüler**

– *Der Anleiter braucht die Kooperationsbereitschaft des Schülers*. Der Schüler kann und soll in die Planung des Anleitungsgeschehens einbezogen werden. Er lernt dabei, die Zwänge und Forderungen des normalen Arbeitsablaufes mit seinen Bedürfnissen als Schüler in Beziehung zu setzen und kann zugleich – abgestimmt auf seinen Ausbildungsstand – die ersten Schritte in eigenverantwortliches Handeln einüben.

**Ausbildungsstätte**

– *Der Anleiter braucht den Kontakt zur Einrichtung und zur Schule*, um inhaltliche Richtlinien für sein Anleitungskonzept zu erhalten und immer wieder auf dem neuesten Stand zu sein und umgekehrt durch seine Rückmeldungen aus der Praxis den Schulunterricht nicht zu theorielastig werden zu lassen.

**Zeitabsprachen**

– *Der Anleiter braucht Absprachen mit allen Beteiligten zum Ablauf und zeitlichen Rahmen der Anleitung*. Ein gemeinsam mit dem ganzen Team vereinbarter Zeitplan erspart, bei allen durch die aktuelle Situation vielleicht notwendig werdenden Abweichungen, unnötiges Kämpfen um Anleitungszeit.

**Selbstreflexion**

– *Der Anleiter sollte neben den Erwartungen der anderen auch seine eigenen klären, was seine Rolle und sein Selbstverständnis als Anleiter betrifft (s. Kap. 2)*. Dazu braucht er immer wieder auch die heilsame Distanz zu seiner Rolle und zu seinem Verhalten und die Rückmeldung aus dem Team.

**Anleitungswissen**

– *Vor allem aber braucht er fachliches, pädagogisches und psychologisches Wissen darüber, was Anleitung bedeutet*. Er braucht Fachwissen und Techniken, die ihm helfen, auf positive Weise mit dem Schüler und dem Team in Beziehung zu treten und Konfliktsituationen zu bewältigen. Kurzum, er braucht eine „Landkarte", ein systematisches Anleitungskonzept, an dem er sich orientieren und auf das er immer wieder zurückgreifen kann.

## 1.7 „Wo stehe ich?“ – ein persönliches Fazit

Es ist Zeit für eine Bestandsaufnahme in Ihrem „Basislager“. Die nachfolgende Fragenliste soll Ihnen dabei helfen.

1. *Orientierung und Begleitung*
- Welche Schulungs-/Fortbildungsmöglichkeiten habe ich?
- Gibt es Kontakte zu anderen Anleitern (etwa über Arbeitsgruppen)?
- Wer ist mein nächster Ansprechpartner?

2. *Absprachen und Klärung von Erwartungen*

Welche Erwartungen sind da
- beim Team?
- beim Schüler?
- bei anderen Instanzen der Einrichtung?
- bei der Schule?

Zeit:
- Wie ist meine Anleitungsfunktion zeitlich umschrieben?
- Welche Zeitabsprachen bestehen?
- Welche Zeiten wären zur Anleitung geeignet?

Team:
- Wo kann ich mir im Team für meine Anleitungsfunktion Unterstützung holen?
- Wer übernimmt eventuell notwendig werdende Co-Anleitung?
- Welche Stärken im Team sind für die Anleitungssituation wichtig?

Schüler:
- Welchen Spielraum hat der Schüler?
- Welches Lernangebot bieten wir dem Schüler?

3. *Termine und Gespräche für Auswertungseinheiten während der Praxisphase*
- Wann und in welchen Abständen können die regelmäßigen Auswertungseinheiten mit dem Schüler stattfinden?
- Vorgespräch am Anfang der Praxisphase?
- Zwischengespräch?
- Abschlußgespräch?
- Wann gibt es sonst Gesprächsmöglichkeiten für Schüler und Anleiter?
- Wo bestehen Austauschmöglichkeiten für Anleiter, Schüler und Team über die von allen gemachten Erfahrungen?

4. *Wo stehe ich selbst*?
- Was macht mir an der Anleitung am meisten Spaß?
- Wer ist mein Anleitungsvorbild?
- Wer ist mein „Antimodell“?
- Was bekomme ich für mich selbst Positives von der Anleitungssituation?
- Welche meiner Stärken möchte ich in der Anleitungssituation weiterentwickeln?
- Welche Impulse sehe ich für das Team?
- Was ist meine schlimmste Befürchtung für die Anleitungssituation?
- Wie möchte ich mit dem Schüler umgehen / was möchte ich vermeiden?
- Was möchte ich dem Schüler unbedingt weitergeben?
- Habe ich die Möglichkeit, heilsamen Abstand zu meiner Anleiterrolle zu bekommen?

# 2. Ich-Sagen – das Selbstverständnis des Anleiters

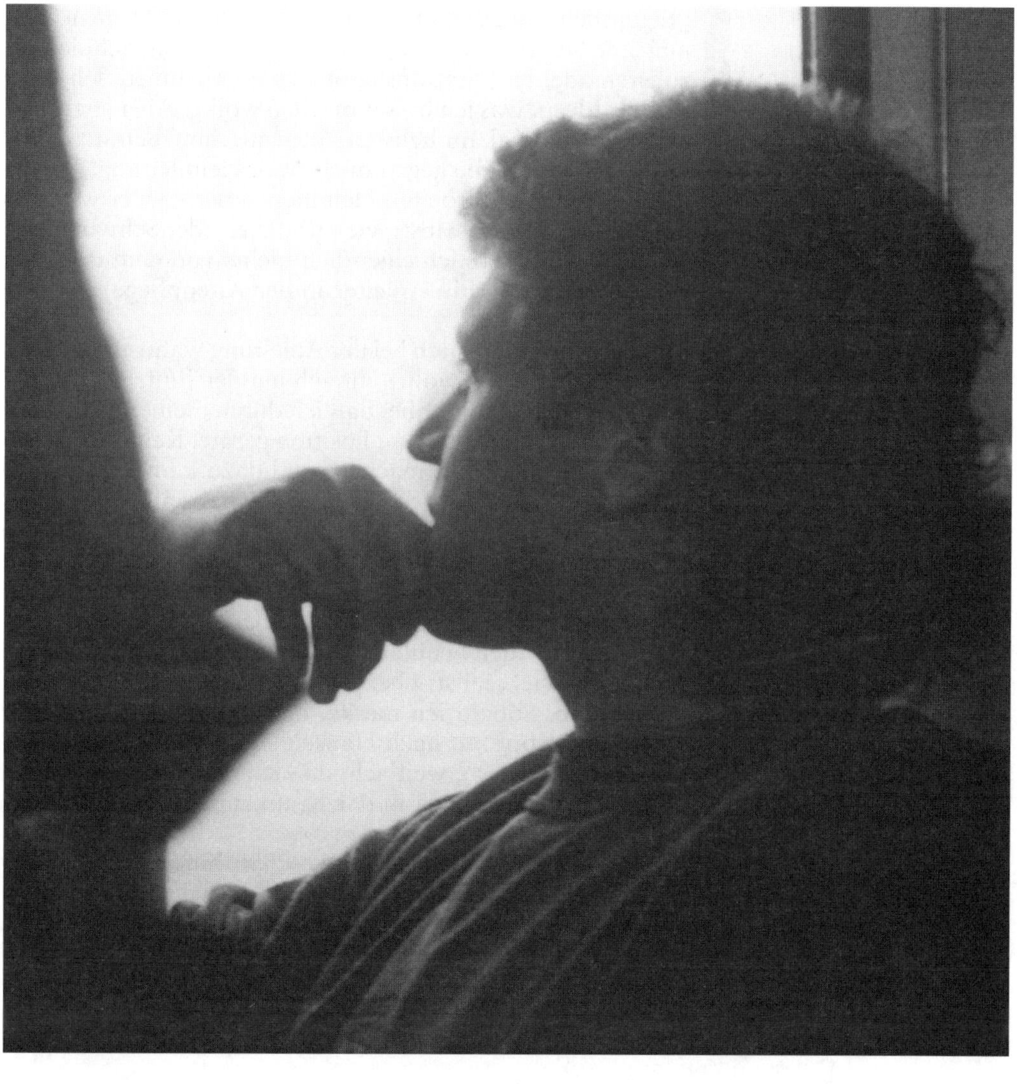

## 2.1 Eine Rolle – viele Forderungen

**Beispiel 1**

„Eigentlich war es von Beginn der Ausbildung an mein Ziel, mal eine Stellung mit Verantwortung zu haben, Schüler anzuleiten oder eine Stationsleitung zu übernehmen. Ich hatte so viele Ideen, was ich besser machen wollte. Aber jetzt würde ich manchmal am liebsten alles hinschmeißen. Ich habe das Gefühl, daß alle gegen mich sind: Heimleitung, Pflegedienstleitung, Mitarbeiter, Heimbewohner – jeder will was von mir. Ich merke selbst, wie mir dabei jeder Schwung verlorengeht, und daß ich eigentlich nichts von dem umsetze, was ich wollte." (Ein Anleiter in der Altenpflege)

**Beispiel 2**

„Anfangs habe ich mich bei der Anleitung wahnsinnig unter Druck gesetzt – ich wollte einfach hundertfünfzigprozentig sein. Bis ich gemerkt habe, daß ich durch meinen Perfektionismus in eine ganz ungute Position gerate. Keine Schülerin konnte mir was recht machen, und dazu kam ich mir wie der ärmste Mensch auf Station vor. Ich habe alle mit meiner Hektik und Gereiztheit angesteckt. Es war gar nicht so leicht, mir einzugestehen, daß meine Ansprüche überhöht waren. Aber noch schwerer war's, mit den anderen offen darüber zu reden. Geholfen hat mir der Austausch mit Kolleginnen, die auch Schüler anleiten. Heute plane ich meine Arbeit sehr viel realistischer und spreche mich mehr mit den anderen ab. Sobald ich merke, daß ich die Arbeit wieder ständig im Kopf mit nach Hause nehme, nochmal auf Station anrufe oder so, weiß ich, daß ich mich zurücknehmen muß." (Eine Anleiterin in der Krankenpflege)

Besonders wer neu ins Anleitungsgeschäft hineinwächst, aber auch der erfahrene Anleiter, sieht sich immer wieder Problemen gegenüber, die weniger mit dem fachlichen und inhaltlichen Aspekt von Anleitung zu tun haben, als vielmehr mit der Anleiterrolle und den verschiedenen Forderungen und (Selbst)-Überforderungen, die damit verbunden werden.

Während der Anleiter in Beispiel 1 ganz in der Überforderungssituation steckt, hat die Anleiterin in Beispiel 2 Wege gefunden, bewußt mit sich und ihrem Aufgabenbereich umzugehen.

**Ursachen für negatives Anleiterverhalten**

Im Rahmen einer Mentorenfortbildung im Behindertenbereich wurden Anleiter dazu befragt, welche äußeren und inneren Ursachen ihrer Ansicht nach zu einem „negativen", d. h. der Anleitungssituation abträglichen Anleiterverhalten führen. Genannt wurden die folgenden Punkte:

- das Eingebundensein des Anleiters in vielfältige Rollen und Anforderungen,
- die ständige Zeitknappheit,
- die beschränkte Handlungsfreiheit des Anleiters durch Druck von anderen Instanzen (Leitung, Schule),
- die persönliche Befindlichkeit des Anleiters,
- die Unsicherheit des Anleiters,
- die Schwierigkeit, sich mit der eigenen Rolle zu identifizieren,
- überhöhte Leitbilder des Anleiters, durch die er sich überfordert,
- eigene, z. T. negative Anleitungserfahrungen beim Anleiter,
- negativ erlebtes, z. B. gleichgültiges oder störendes Schülerverhalten,
- Antipathie gegenüber dem Schüler, fehlende gleiche „Wellenlänge" zwischen Anleiter und Schüler.

Es fällt auf, daß die ersten 8 Punkte dieser von Anleitern erarbeiteten Ursachenliste alle in den Bereich des Rollen- und Selbstverständnisses des Anleiters fallen und nur die beiden letzten Aspekte unmittelbar die Anleiter-Schüler-Beziehung betreffen (s. Kap. 3).

## 2.2 Das Rollenverständnis des Anleiters

### Das „System Team" – inoffizielle Rollen

Wer eine Anleitungsfunktion übernimmt, beginnt damit kein neues Leben, er bleibt Teil desselben Systems, ja noch schwieriger, Teil mehrerer Systeme wie z. B. berufliches Umfeld, Familie, Freundeskreis usw.
Jedes dieser Systeme trägt sich selbst, „funktioniert" durch das Zusammenwirken aller seiner Teile, ein Zusammenwirken, das sich meist über längere Zeit eingespielt hat.

**Festhalten am Drehbuch garantiert Ordnung**

Jeder „Mitspieler" in diesem Stück hat seine ganz eigene Rolle. Das Zusammenspiel und das Gleichgewicht, das sich so selbst aufrechthält, muß dabei durchaus nicht immer harmonisch sein. Die Funktion des „Sündenbocks“, des „Störenfrieds“ kann darin ebenso fest eingebaut sein, wie der Part des „Friedensstifters“ und des „Spaßvogels“.

- Anregung: Betrachten Sie einmal unter diesem Blickwinkel Ihr eigenes Team: Gibt es nicht auch da die „Stillen“, die „Hilfsbereiten“, aber auch die, die allen gewaltig auf die Nerven gehen und die anderen dadurch solidarisch zusammenschweißen? Würde nicht etwas fehlen oder sich zumindest tiefgreifend verändern, wenn sie sich plötzlich anders verhalten würden?

**Rollenänderungen führen zu Spannungen**

Mit der Übernahme einer Anleitungsfunktion durch einen der „Mitspieler“ und dem Hinzukommen eines neuen „Darstellers“, des Schülers, kommt Bewegung in das eingespielte „System Team“. Häufig aber spürt zunächst nur der Anleiter, daß sich seine Rolle geändert hat, ändern muß, während die anderen noch versuchen, am alten Drehbuch festzuhalten. Das führt zu Belastungen für Anleiter und Schüler und zu Spannungen im Team.

### Das „System Institution“ – offizielle Rollen

Doch eine Rolle hat noch viel mehr Dimensionen. Sie ist ebenso definiert von Forderungen ganz verschiedener Gruppen, mit denen man zu tun hat, wie von Forderungen, die man an sich selbst stellt (vgl. auch Abb. 5.1, S. 95)

**Rollenanforderungen an Anleiter**

Betrachtet man einmal aus der Distanz die verschiedenen Facetten der Anleiterrolle, so kann man vielleicht verzweifeln oder aber auch überrascht bei sich erkennen und schätzen, welcher Vielfalt von Forderungen man doch einigermaßen gerecht wird.

### Erwartungen an den Anleiter in seinen verschiedenen beruflichen Rollen

**Angehörige** – wünschen sich: Entlastung, gute Betreuung, freundliche, kompetente Ansprechpartner, qualifiziert ausgebildetes Personal.

**Leitung** – wünscht sich: qualifizierte Arbeit, hohe Arbeitsmotivation, gute Anleitung und Ausbildung künftiger Mitarbeiter, Beitrag zum guten Ruf des Hauses, Einhaltung der vorgeschriebenen Arbeitszeit, geringe Fehlzeiten.

**Betreute** – wünschen sich: fachkundige, einfühlsame Betreuung, viel Zeit und Zuwendung, feste Bezugsperson.

**Team** – wünscht sich: Verläßlichkeit, qualifizierte Mitarbeit, Bereitschaft zur Übernahme von Aufgaben, Kollegialität und Solidarität, Aufgeschlossenheit, Motivation.

**Schüler** – wünscht sich: qualifizierte und engagierte Anleitung, Freundlichkeit, Geduld, Anleiter als kompetenten Ansprechpartner bei Problemen und Fragen, Anleiter als menschliches und berufliches Vorbild, viel Zeit mit dem Anleiter zum Lernen und Üben.

**Schule** – wünscht sich: gute, qualifizierte Praxisanleitung für die Schüler, Einhaltung vereinbarter Standards, Anleiter als Gesprächspartner.

**Anleiter** – wünscht sich von sich selbst: gute, qualifizierte Arbeit als Anleiter *und* Betreuer, hohe Fach- und Führungskompetenz als Anleiter, gute Beziehung zum Schüler, gute Beziehung zu den betreuten Menschen, Verläßlichkeit gegenüber dem Team, anerkannte, geschätzte Position im Team.

**Wenn Forderungen kollidieren: Rollenkonflikte**

In jedem Fall läuft die Erfüllung der Vielzahl von Rollenforderungen in unserem Leben nicht ohne *Konflikte* ab, die bewältigt werden müssen. Diese Konflikte ergeben sich zum einen aus der Reibung der unterschiedlichen Rollen, die wir leben, z. B. in Familie und Beruf, oder auch zwischen zwei Rollen im Beruf, z. B. Altenpfleger sein und Anleiter sein (*Inter-Rollenkonflikt*). Aber auch innerhalb einer einzigen Rolle können verschiedene Forderungen aufeinanderprallen, wenn z. B. das Team ganz andere Erwartungen an den Anleiter hat als der Schüler (*Intra-Rollenkonflikt*). Wieviele Möglichkeiten für das Aufbrechen solcher Konflikte die Anleitungssituation birgt, zeigt unsere Liste von Rollenerwartungen.

Außerdem sind da noch unsere persönlichen Vorstellungen davon, wie wir selbst unsere Rollen erfüllen möchten. Besonders

**Das Hadern mit sich selbst**

schmerzhaft ist der Konflikt, der aufbricht, wenn es uns unmöglich ist, unseren eigenen Forderungen an uns gerecht zu werden. So kann es mir etwa schwer zu schaffen machen, wenn ich durch die Anleitungsfunktion nicht mehr soviel Zeit für die Menschen habe, die ich betreue. Oder aber, wenn ich im Team nicht mehr wie bisher für andere einspringen kann. Oder, wenn ich merke, daß ich bestimmte Fragen des Schülers nicht, wie ich es eigentlich von mir erwarte, auf Anhieb beantworten kann, ja wenn ich mich möglicherweise sogar durch das, was er aus der Schule mitbringt, in meinem eigenen Arbeitsstil und beruflichen Selbstbewußtsein verunsichert fühle.

## Das neue Gleichgewicht

Aus dem, was in 2.2 zum Gleichgewicht von Systemen gesagt wurde, wird deutlich, daß es in der Anleitungssituation darum gehen wird, eine *neue*, veränderte Balance zu finden. Das kann *nicht* geschehen, indem ich mich bemühe, allen „alten" Forderungen an mich, etwa seitens des Teams, nach wie vor gerecht zu werden und die „neuen" zusätzlich zu erledigen. Das würde sowieso nicht gelingen und nur zu allgemeiner Unzufriedenheit führen (vgl. Beispiel 2).

> Ein neues Gleichgewicht wird möglich, wenn sich das gesamte System ein bißchen verändert.

Was kann ich als einzelner dafür tun? Welche Bewältigungsstrategien kann ich mir aneignen?

**Das Team einbeziehen**

Wie schon im ersten Kapitel betont, sollte sich der Anleiter nie als „Einzelkämpfer" begreifen, sondern seine Funktion ganz bewußt vor dem Hintergrund des ganzen Teams sehen.
Das heißt:

- Schwierigkeiten, Ängste, Erwartungen an das Team offen ansprechen,
- den anderen aber auch deutlich signalisieren, daß ich mich nach wie vor als Teil des Teams betrachte,
- sich die Mithilfe und Unterstützung der anderen sichern, ganz praktisch im Sinne von Co-Anleitung, aber auch im Hinblick auf Ratschläge und Tips,
- Zeitabsprachen treffen.

**Den Schüler einbeziehen**

Die gleiche Strategie der Offenheit und der klaren Signale gilt übrigens auch für die Zusammenarbeit mit dem Schüler. Auch ihm muß deutlich werden, daß er zum Team gehört, und doch zugleich auch noch ein Zweierteam mit dem Anleiter bildet.

Das geschieht durch:

- Offenheit des Anleiters, auch im Hinblick auf die eigene Rolle gegenüber dem Schüler,
- fest eingeplante Gespräche zwischen Anleiter und Schüler,
- Einbeziehen des Schülers in Teambesprechungen,
- Zuweisen von Teamaufgaben an den Schüler (z. B. Protokoll einer Teamsitzung),
- Co-Anleitung durch andere Teammitglieder.

**Die Betreuten einbeziehen**

Auch die betreuten Menschen haben das Recht, über die Rolle des Anleiters informiert zu werden – sind sie doch die wichtigsten Partner einer erfolgreichen Anleitung (vgl. Kap. 5, S. 93ff). In der Regel stoßen sowohl Anleiter als auch Schüler hier auf viel mehr Einsicht und Wohlwollen als erwartet.

**Beziehung zu Angehörigen und zur „Hierarchie"**

Funktioniert das „neue Gleichgewicht" auf Wohnbereichs- bzw. Stationsebene, so ist es sehr viel einfacher, dies auch nach außen, gegenüber Heim- und Pflegedienstleitung und den Angehörigen transparent zu machen und zu vertreten.

Einen ganz wesentlichen Schritt muß der Anleiter jedoch allein tun:

> Ein neues Gleichgewicht wird möglich, wenn sich mein eigenes „System" ein bißchen verändert.

**Die eigenen Prioritäten prüfen und ggf. neu setzen**

Auch mit mir selbst werde ich Kompromisse eingehen und meine Prioritäten den Gegebenheiten der Anleitungssituation anpassen müssen. Eine wichtige Richtschnur ist hier die Frage: Wie kann ich meine Aufgaben so erfüllen, daß die Menschen, mit denen ich zu tun habe, auch etwas von mir und meiner Arbeit haben?

Anregung: Es kann dafür hilfreich sein, die oben aufgeführte Liste der Erwartungen an den Anleiter, die übrigens keinen Anspruch auf Vollständigkeit erhebt, noch einmal kritisch durchzusehen und eigene Prioritäten zu setzen (Tab. 2.1).

Tabelle 2.1 Meine Prioritäten

| *Personen/Gruppen* | *Erwartungen* | *meine Prioritäten* |
|---|---|---|
| **Angehörige**<br>wünschen sich: | Entlastung,<br>gute Betreuung,<br>freundliche, kompetente Ansprechpartner bei Fragen,<br>qualifiziert ausgebildetes Personal | ► |
| **Leitung**<br>wünscht sich: | qualifizierte Arbeit,<br>hohe Arbeitsmotivation,<br>gute Anleitung und Ausbildung künftiger Mitarbeiter,<br>Beitrag zum guten Ruf des Hauses,<br>Einhaltung der vorgeschriebenen Arbeitszeit,<br>geringe Fehlzeiten | ► |
| **Betreute**<br>wünschen sich: | fachkundige, einfühlsame Betreuung,<br>viel Zeit und Zuwendung,<br>feste Bezugsperson | ► |
| **Team**<br>wünscht sich: | Verläßlichkeit,<br>qualifizierte Mitarbeit,<br>Bereitschaft zur Übernahme von Aufgaben,<br>Kollegialität und Solidarität,<br>Aufgeschlossenheit,<br>Motivation | ► |
| **Schüler**<br>wünscht sich: | qualifizierte und engagierte Anleitung,<br>Freundlichkeit, Geduld,<br>Anleiter als kompetenter Ansprechpartner bei Problemen und Fragen,<br>Anleiter als menschliches und berufliches Vorbild,<br>viel Zeit mit dem Anleiter zum Lernen und Üben | ► |
| **Schule**<br>wünscht sich: | gute, qualifizierte Praxisanleitung für die Schüler,<br>Einhaltung vereinbarter Standards,<br>Anleiter als Gesprächspartner | ► |
| **Anleiter**<br>wünscht sich von sich selbst: | gute, qualifizierte Arbeit als Anleiter *und* Betreuer,<br>gute Beziehung zu den Bewohnern,<br>Verläßlichkeit gegenüber dem Team,<br>anerkannte, geschätzte Position im Team<br>hohe Fach- und Führungskompetenz als Anleiter,<br>gute Beziehung zum Schüler | ► |

Schauen Sie die Liste noch einmal durch. Ergänzen Sie dabei, was Ihrer Ansicht nach noch fehlt, und streichen Sie unrealistische Punkte. Unterstreichen Sie beim langsamen Durchlesen das, was Ihrer Ansicht nach im Augenblick am wichtigsten ist. Prüfen Sie nochmals nach: „Ist es wirklich wichtig?" Numerieren Sie die einzelnen Punkte dann in der Spalte „Prioritäten" nach Wichtigkeit durch. Nun haben Sie Ihre ganz persönliche Prioritätenliste.
Orientieren Sie sich zunächst an den ersten 4 Punkten Ihrer Liste:

- Haben Sie das Gefühl, daß die gefundenen Prioritäten in Ihrem Handeln zum Tragen kommen?
- Was könnten Sie tun, um Ihre Prioritäten eventuell noch stärker Wirklichkeit werden zu lassen?
- Wer kann Ihnen dabei helfen?
- Wo müssen Sie Kompromisse schließen, wo Abstriche machen?

Hilfreich für einen gelassenen, konfliktarmen Umgang mit der Anleitungssituation im Ganzen des Systems ist eine bei aller Selbstkritik positive Grundhaltung zur eigenen Person und Leistung und auch ein entspanntes Verhältnis zu dem schwierigen Begriff „Autorität". Auf beides soll im folgenden eingegangen werden.

## 2.3 Das Selbstbild des Anleiters

**Reflexion der eigenen Position**

Um selbstsicher und selbst*bewußt* im wahrsten Sinne in die Anleitungssituation und die Beziehung zum Schüler hineingehen zu können, sollte der Anleiter sich selbst kennen, auf sich vertrauen und für sich sorgen können. Es gilt, das eigene „Selbstbild" zu klären, nach dem Motto:

! „Ich muß mich erst selbst wahrnehmen, bevor ich andere wahrnehmen kann."

Die Frage, die ich mir in dieser Situation stellen muß, lautet: Bin ich mit mir und meiner Arbeit grundsätzlich zufrieden oder verlange ich eigentlich mehr oder anderes von mir?

**Fühle ich mich unsicher?**

Wer unsicher oder mit sich unzufrieden ist, fühlt sich rasch überfordert oder gar „bedroht", wenn er bei der Anleitung etwa mit Vorschlägen des Schülers („Könnte man das nicht vielleicht auch so machen?") oder mit anderen Arbeitsweisen („Wir haben das in der Schule aber anders gelernt.") konfrontiert wird. Wer sich aber bedroht fühlt, der verteidigt sich und „schlägt zurück".

Er wird als Anleiter Ideen, die der Schüler einbringen möchte, von vornherein unterdrücken: „So was kann man bei uns sowieso nicht machen." Fragen werden als Kritik aufgefaßt oder „abgewimmelt". Zum Üben schwieriger Aufgaben fehlt ihm nach eigener Aussage meist die Zeit.
Ebenso denkbar ist das Gegenteil. Der unsichere Anleiter gibt seinen „Widerstand" gänzlich auf und überläßt dem dominanten Schüler zu sehr das Feld.

**Fordere ich zuviel von mir?**

Dem Ganzen liegen meist allzu hohe Ansprüche an sich selbst zugrunde.

> Niemand ist vollkommen, ja es wäre sehr langweilig, wenn es den „perfekten" Anleiter oder den „perfekten" Schüler gäbe.

**Sachlich bleiben!**

Erfolgreich ist sicherlich der Anleiter, der sich und die eigene Leistung akzeptiert, der zugibt, wenn er etwas nicht weiß, der gegebenenfalls selbst noch einmal nachliest und der offen – vor allem sachlich! – auf Fragen und Ideen des Schülers eingeht, ohne sich dabei anzubiedern.

■ Anregung: Klären Sie für sich ab, wo sie vielleicht überhöhte Ansprüche an sich selbst haben (s. Prioritätenliste) und versuchen Sie, Ihre Ansprüche realistischer zu formulieren. Bestimmen Sie, wieviel Offenheit für Sie erträglich ist und wo Sie Grenzen setzen wollen. Und nehmen Sie sich vor, sachlich zu bleiben!

**Grundposition des Anleiters**

Der Psychologe E. Berne geht davon aus, daß Menschen in früher Kindheit Grundüberzeugungen entwickeln, mit denen sie „ihren Platz in der Welt" definieren und „in Beziehung zu anderen Menschen" treten. Diese vier grundlegenden Lebenspositionen sind:

1. Ich bin nicht OK – die anderen sind OK. Diese Position ist oft verbunden mit dem Rückschluß: Ich muß Vorbedingungen erfüllen, bevor ich akzeptiert werde. Berne spricht hier von einer *depressiven Position.*
2. Ich bin OK, aber mit den anderen stimmt was nicht, sonst würden sie dafür sorgen, daß es mir nicht so schlecht geht. Eine Erweiterung dieser Position ist auch die Ansicht, die anderen sind gegen mich. Berne nennt diese Position entsprechend auch *paranoid.*
3. Ich bin nicht OK, ich kriege mein Leben nicht geregelt und die anderen schaffen es auch nicht. Diese verzweifelte Position ist meist verbunden mit einem Gefühl tiefer Ziel- und Sinnlo-

sigkeit. Berne spricht in diesem Fall von einer *schizoiden* oder *suizidalen Position.*
Auch Menschen, die eigentlich gut stabilisiert sind, rutschen in Streßsituationen bisweilen in die Positionen 1 – 3. Normalerweise wachsen Menschen aber an der Auseinandersetzung mit ihrer Umwelt und entwickeln dabei die folgende, reife Position:
4. Ich bin OK, du bist OK. In dieser Haltung fühlt man sich weder über- noch unterlegen und braucht daher weder sich noch andere zu manipulieren. Fehler können sich und anderen durchaus zugestanden werden, führen aber nicht zur Abwertung der Person.

Anleiter müssen lernen, zu erkennen, aus welcher Position heraus sie agieren. Es ist ihre Verantwortung, Mechanismen bei sich selbst zu entwickeln, wie sie die vierte Position stabilisieren bzw. zu ihr zurückfinden können. Außerdem gehört es zu ihrer professionellen Rolle, ein Gespür dafür zu entwickeln, in welcher „Grundposition" der anzuleitende Schüler ist.
Wer gelernt hat, das eigene Gleichgewicht immer wieder herzustellen, sich und andere genau wahrzunehmen und bei aller Kritik zu akzeptieren, der ist schon ganz nah dran am echten Selbst-*Bewußtsein* und damit an der Entwicklung „natürlicher Autorität".

## Seiner selbst sicher sein – kann man Autorität lernen?

Autorität, was ist das überhaupt? Selbstsicherheit? Kompetenz? Immer die richtigen Antworten wissen? Jede Situation souverän meistern? Oft ist dies ja der Anspruch, den ich als Anleiter an mich habe.

**Autorität bedeutet Verantwortung**

Autorität geht in der Regel mit Verantwortung und anspruchsvolleren Aufgaben Hand in Hand. Wer Schüler anleitet, bekommt damit automatisch „Autorität" zugewiesen, wird, ob er will oder nicht, zum „Lehrer", zum Ansprechpartner, zum „Vorbild", im guten wie im schlechten Sinne.

## Vorstellungen von Autorität

**Beispiel**

„Seit S. Stationsleitung ist, ist sie völlig anders", klagt eine Schwesternschülerin. „Früher habe ich so gern mit ihr zusammengearbeitet und mich immer gefreut, wenn sie in meiner Schicht war, und jetzt kann ich ihr auf einmal nichts mehr recht machen. Dauernd krittelt sie an allem herum, ist gereizt und für keinen Spaß mehr zu haben."

Stationsleiterin S. fühlt sich ihrer neuen Aufgabe offensichtlich noch nicht gewachsen und überdeckt ihre Unsicherheit durch überkritisches, gereiztes Verhalten. Sie möchte vielleicht Autorität ausstrahlen, erreicht jedoch letztlich das Gegenteil.

**Autoritätsformen**

Wir unterscheiden ganz allgemein drei verschiedene Formen von Autorität:

A – die in der *Persönlichkeit* begründete Autorität (*Persönlichkeitsautorität*)

B – die in der *Sachkompetenz* begründete, fachliche Autorität (*Fachautorität*),

C – die an eine bestimmte *Position* gebundene Autorität (*Amtsautorität*).

Probleme tauchen meist im Zusammenhang mit C auf, wie das Beispiel oben zeigt. Ideal wäre natürlich, wenn im Falle von C automatisch auch A und B gegeben wären, doch das ist natürlich nicht immer so. Das muß beiden Seiten klar sein – denen, die Leitung und Anleitung (C) übernehmen wollen, und denen, die Leitung und Anleitung erleben.

**Irrige Vorstellungen von Autorität**

Daß wir uns oft so schwer tun mit Autorität, ganz gleich auf welcher Hierarchiestufe wir stehen, ob wir sie verkörpern oder bei anderen akzeptieren müssen, liegt meist an falschen Vorstellungen und Erwartungen.
Im folgenden soll mit einigen häufigen Mißverständnissen im Zusammenhang mit Autorität aufgeräumt werden:
Autorität bedeutet *nicht*, so perfekt wie möglich zu sein, immer alles richtig zu machen, immer das rechte Wort zu finden.
Autorität bedeutet *nicht*: „Andere haben nichts zu sagen."
Autorität bedeutet *nicht*, für alles verantwortlich zu sein, alles nachprüfen zu müssen, was andere tun.
Autorität muß *nicht* mit Zähnen und Klauen verteidigt werden, man muß nicht ständig klarmachen, „wer der Boss ist".
Es ist ein Irrtum zu meinen, wer Unsicherheit zeigt, könne niemals Autorität haben. Ebenso falsch ist die Annahme, Fragen, Kritik und Verbesserungsvorschläge von anderer Seite kratzten die eigene Autorität an. Wer seinen Mitarbeitern Freiraum läßt, muß deshalb nicht befürchten, seine Autorität zu verlieren.

## Natürliche Autorität

Ab und zu erleben wir Menschen, die sich scheinbar mühelos behaupten, die Dinge fast unmerklich im Griff haben und lenken und so etwas wie eine ganz natürliche, selbverständliche Autorität ausstrahlen. Woran liegt das?

**Selbstbild prüfen: Will ich perfekt sein?**

Einige der oben aufgeführten Mißverständnisse beziehen sich auf das Selbstbild, d. h. auf das, was ich von mir selbst verlange, um Autorität zu verkörpern: Perfekt sein, immer sicher und richtig reagieren, alles wissen, alles sehen, für alles verantwortlich sein.

- Reflexion: In welchen Situationen fühle ich mich sicher, in welchen unsicher? Gibt es möglicherweise einen Weg, souverän und doch ehrlich mit Unsicherheit umzugehen? Wie könnte er aussehen?

**Verhalten prüfen: Lasse ich anderen Raum?**

Die anderen irrtümlichen Aussagen haben eher etwas mit dem Umgang mit anderen zu tun, sie laufen, auf einen Nenner gebracht, auf den Satz hinaus: Autorität ist gleichbedeutend mit autoritär sein, andere „niederwalzen", arrogant sein. (Vgl. auch „Führungsstile")
Meist überzeugen Menschen, die wirklich Führungsqualität haben, tatsächlich durch ihre fachliche Kompetenz und Tüchtigkeit. Doch das allein macht das Geheimnis echter Autorität noch nicht aus. Denken Sie an die vielen fachlich hervorragend tüchtigen Leute, die Sie kennen: Nicht jeder besitzt Autorität. Oft wird Selbstsicherheit, das Sich-seiner-sicher-Sein, mit Arroganz verwechselt.

> Selbst-*Sicherheit* bedeutet, mit den eigenen Schwächen und mit den Stärken anderer souverän und offen umzugehen!

**Perfektion ist langweilig**

Es sind tröstlicherweise gar nicht die „Perfekten", die zu Vorbildern werden. Gibt es doch im Grunde, wenn wir ehrlich sind, nichts Langweiligeres und nichts Deprimierenderes als Perfektion.
Ganz abgesehen davon ist Perfektionismus, wie neuere Untersuchungen zeigen, geradezu schädlich! Nicht nur, daß Perfektionisten durch ihre ständige Überforderung sich selbst und anderen das Leben schwer machen – sie leisten letztlich weniger und sind weniger kreativ und spontan (Psychology Today 5/6, 1995).
In Abgrenzung von den irrigen Ansichten zur Autorität können wir also sagen:

> Wer natürliche Autorität besitzt, kennt seine Stärken und Fähigkeiten und ist sich ihrer sicher, weiß aber auch um seine Grenzen.

Das bedeutet für die Arbeit:

- Sie/Er hat keine Angst um die eigene Position.
- Sie/Er kann Irrtümer und Wissenslücken zugeben.
- Sie/Er gesteht auch anderen Verantwortung und Kompetenz zu und nutzt ihre Fähigkeiten.

- Sie/Er begegnet neuen Vorschlägen und Ideen sachlich und ohne Angst.
- Sie/Er geht sachlich und ohne emotionale „Seitenhiebe" mit Mitarbeitern um.
- Sie/Er gibt unmerklich die Richtung vor, wo die Arbeit oder der Umgang miteinander aus dem Ruder zu laufen droht.
- Sie/Er lebt das Verhalten vor, das sie/er von anderen erwartet.

Die mit einer besonderen Position (C) betraute Person, in unserem Fall der Anleiter, hat grundsätzlich die Möglichkeit, sich als kompetenter, offener und vor allem *sachlicher* Partner zu erweisen. Das bedeutet keineswegs, Allwissenheit vorzutäuschen. Vielmehr gehört dazu auch, die eigenen Kenntnisse und Fähigkeiten realistisch einzuschätzen und sie gegebenfalls über Literatur und Fortbildungen „aufzupolieren" (B).

**Immer selbstsicherer und souveräner werden**

Wer zudem das zur „natürlichen Autorität" Gesagte in sein Denken und Handeln einfließen läßt, wird an sich spüren, wie er seiner selbst immer sicherer wird, auch wenn es dann und wann Situationen gibt, in denen er sich unsicher fühlt, und er wird merken, daß er andere immer mehr gelten lassen kann (A).

■ Anregung: Immer wieder sind wir in unserer Beschäftigung mit der Anleitungstätigkeit auf den Begriff „Vorbild" gestoßen. Erinnern Sie sich an Menschen, die Ihnen Vorbilder waren oder sind, was zeichnet(e) sie aus? Was nützen uns Vorbilder? Wann werden sie vielleicht auch gefährlich? Überlegen Sie sich vor dem Hintergrund dieser Gedanken, auf welche Weise Sie in Ihrer Anleitungstätigkeit „vorbildhaft" sein möchten. Wichtig auch hier wieder: Sich nicht überfordern!

Die Auseinandersetzung mit der eigenen Vorstellung von Autorität führt unweigerlich weiter zur Frage danach, wie diese Autorität in der Anleitungssituation zum Ausdruck kommt. Anleiten heißt leiten, d. h., der Anleiter übernimmt im Verhältnis zum Schüler in gewisser Weise die Führung. Wie dies geschieht, kann, je nach Autoritätsverständnis und Selbstbild des Anleiters ganz unterschiedlich aussehen – und unterschiedlich nutzbringend für das Anleitungsgeschehen sein.

## 2.4 Das Leitungsverständnis des Anleiters – Führung übernehmen

### Der autoritäre Führungsstil

Beispiel

> „Ich hatte mich so gefreut, auf eine Station zu kommen, wo eine ehemalige Schülerin von unserer Schule meine Mentorin wird. Ich dachte, da sind wir uns wenigstens in den Vorstellungen von Altenpflege einig, und ich kann was einbringen. Pustekuchen! Die hat mir gleich von Anfang an klargemacht, daß sie das Sagen hat und ich nichts zu melden habe. Ich bin total enttäuscht". (Eine Altenpflegeschülerin)

**Anleiter gibt Direktiven**

Die Person in leitender Funktion gibt Anweisungen, die dann befolgt werden müssen. Sie formuliert die zu erreichenden Ziele, gibt aber auch den Weg vor, auf dem diese Ziele erreicht werden sollen.
Abläufe werden nicht besprochen, sondern vom Leiter festgelegt. Abweichungen werden nicht geduldet.

**Klarheit durch Vorgaben**

**Vorteile:** Eine autoritär gestaltete Anleitungssituation vermittelt dem Anzuleitenden in der Regel ein einheitliches, da vorgegebenes Arbeitskonzept. Die Arbeit läuft – zumindest auf den ersten Blick – reibungslos und zielgerichtet. Überflüssige Arbeitsgänge und Experimente, das Ausprobieren von Neuem werden vermieden. Es wird Zeit gespart, auch Besprechungszeit. Der Schüler weiß genau, woran er ist.

**Einengung, Frustration, sinkende Lernbereitschaft**

**Nachteile:** Lernen heißt auch Hinterfragen. Wo dies nicht möglich ist, wird die Eigeninitiative und damit die Motivation des Schülers abgeblockt. Er fühlt sich zum Befehlsempfänger und zur billigen Arbeitskraft abgewertet und wird unzufrieden. Es kommt zu Spannungen in der Anleiter-Schüler-Beziehung. Das schlechte Beziehungsklima wirkt sich negativ auf die Lernbereitschaft, die Arbeitsleistung und schließlich auch auf die Betreuten aus. Ursprünglich motivierte Schüler resignieren in dieser Situation, versuchen die Ausbildungsstelle zu wechseln oder wandern gar in andere Berufe ab.

**Beziehungsgefüge: Eltern/Kind**

Die Beziehung zwischen Anleiter und Schüler ist beim autoritären Anleitungsstil geprägt durch ein starkes Gefälle: Der Anleiter übernimmt gleichsam die Rolle eines strengen Elternteils. Der Schüler hat die Möglichkeit, sich unterzuordnen und anzupassen, also die Rolle des „braven Kindes" (E. Berne) zu übernehmen, oder zu rebellieren, wofür er vom Anleiter leicht als „trotziges Kind" eingestuft wird. Anleiter, die den autoritären Stil bevorzugen, schätzen daher in der Regel besonders angepaßte Schüler und umgekehrt.

Im (Ausnahme-)Fall extremer Unsicherheit beim Anleiter und extremer Selbstsicherheit beim Schüler kann dieses Beziehungsgefüge übrigens gelegentlich ins Gegenteil kippen – ein Alarmsignal für den Anleiter, sein Selbstverständnis zu überprüfen, da diese „verkehrte Welt“, in der der Anleiter zum „Kind“ und der Schüler zum „Elternteil“ wird, der fachlichen und persönlichen Entwicklung beider Protagonisten zutiefst schadet. Nötigenfalls muß hier Hilfe von außen in Anspruch genommen werden (s. 2.5, S. 38).

### Der Laissez-faire-Führungsstil

**Beispiel**

„Eigentlich werde ich überhaupt nicht angeleitet. Mein Anleiter nimmt kaum Notiz von mir. Wenn ich nachfrage, heißt es, du bist jetzt im dritten Ausbildungsjahr, du kannst das. Das Positive daran ist, daß ich sehr viel selbständig machen kann und auch schon ein paar Dinge, die mir wichtig waren, einfach geplant und durchgeführt habe. Das macht mich natürlich auch stolz. Oft fühle ich mich durch die Verantwortung aber auch überfordert. Dann nehme ich die Arbeit im Kopf mit nach Hause und grüble noch stundenlang, ob ich alles richtig gemacht habe.“ (Eine Heilerziehungspflegeschülerin)

**Anleiter hält sich heraus**

In diesem Fall überläßt die mit der Anleitungsfunktion betraute Person es völlig dem Schüler, wie er seine Arbeit gestalten will. Sie gibt keinerlei Orientierung oder Anweisungen, auch keine Hilfestellung, mischt sich in nichts ein, überläßt den Schüler sozusagen sich selbst. Rückmeldungen über Lernfortschritte bleiben aus.

**„Unfreiwillige“ Selbständigkeit**

**Vorteile:** Der Schüler hat die Möglichkeit, Anregungen und eigene Vorstellungen in seine Arbeit einzubringen und lernt außerdem, wenn auch zum Teil unfreiwillig, eigenständig und eigenverantwortlich zu arbeiten.

**Unsicherheit, Unzufriedenheit, Überforderung, mangelnde Teamfähigkeit**

**Nachteile:** Durch fehlende Zielvorgaben kommt es leicht zu Unsicherheit und Uneinheitlichkeit in der Arbeit. Man „wurstelt“ nach eigenem Ermessen vor sich hin. Geleitetes fachliches Hinzulernen ist unmöglich. Auch die Zusammenarbeit mit den anderen Mitarbeitern leidet unter Umständen, da der Schüler in der Anleitungsbeziehung nicht gelernt hat, Hand in Hand zu arbeiten oder Vorschläge zu besprechen und sich mit einem Gegenüber auf gemeinsame Ziele zu einigen. Auch hier kommt es zu Spannungen zwischen Schüler und Anleiter. Der Schüler fühlt sich vom Anleiter im Stich gelassen, häufig auch gegenüber dem Team und anderen Instanzen wie Wohnbereichs-, Stations- oder Pflegedienstleitung. Die Betreuten erleben eine uneinheitliche und z. T. widersprüchliche Betreuung.

In der Laissez-faire-Situation besteht eigentlich keine Beziehung zwischen Anleiter und Schüler. Man könnte hier das Bild des gleichgültigen Elternteils, das keine Berührungs- und damit auch keine Angriffsfläche bietet, und des überforderten, um Anpassung und Leistung bemühten Kindes gebrauchen, das zu früh in die Erwachsenenrolle gedrängt wird.

**Beziehungsgefüge: Beziehungslosigkeit**

## Der partnerschaftliche Führungsstil

**Beispiel**

„Meine Praxisanleitung lief so optimal, daß man sich kaum traut, sie zu beschreiben, bei all den schlechten Erfahrungen, die andere machen. Meine Anleiterin war einfach super. Ich konnte immer fragen, wenn ich unsicher war. Dinge die ich mir nicht zugetraut habe, haben wir vorher besprochen oder auch gemeinsam gemacht. Und andererseits durfte ich ganz viel ausprobieren und einbringen, was mir wichtig war, zum Beispiel in Aktivierung. Und die anderen im Team haben da auch ganz toll mitgezogen". (Eine Altenpflegeschülerin)

Beim partnerschaftlichen Führungsstil betrachtet sich die mit einer (An-)Leitungsfunktion betraute Person als Teammitglied mit Sonderaufgaben. Der Anleiter bespricht wichtige Arbeitsabläufe mit dem Schüler, gibt Hilfestellung, wo nötig, nimmt aber auch die Ansichten und Vorschläge des Schülers ernst und greift sie auf. Bei Unsicherheiten auf seiten des Schülers gibt er eine Art „Generallinie" vor. Er sieht seine Aufgabe u. a. auch darin, die Stärken des Schülers zu fördern und für das ganze Team nutzbar zu machen.

**Anleiter gibt Freiraum, wo möglich, begleitet, wo nötig**

**Vorteile:** Der Schüler erfährt Förderung, wo dies nötig ist, ist zugleich aber voll an der Gestaltung der Arbeit des ganzen Teams beteiligt. Das steigert seine Motivation und Lernbereitschaft, aber auch die Fähigkeit zur Teamarbeit. Schüler, deren Anleiter einen partnerschaftlichen Anleitungsstil praktizieren, sind selbständig, tragen Entscheidungen mit, haben aber auch eine Richtschnur, an der sie sich orientieren können. Das Team kann seine Arbeit auf diese Weise besonders effektiv gestalten, da die Stärken der einzelnen zur Entfaltung kommen. Gleichzeitig wird durch die „Koordinationsarbeit" des Anleitenden ein Auseinanderdriften der Arbeitsweisen verhindert und ein einheitlicher Stil gewahrt.

**Unterstützung, Motivation, Teamfähigkeit, Entfaltung von Stärken**

**Hohes Engagement aller Beteiligten, Kompromißbereitschaft**

**Nachteile:** Der partnerschaftliche Führungsstil verlangt zweifellos am meisten Souveränität vom Anleitenden und vom Team und umgekehrt natürlich auch am meisten Eigeninitiative gepaart mit Kompromißbereitschaft vom Schüler. Er ist zudem relativ zeitaufwendig, da mehr Zeit für Entscheidungsfindungen und Erfahrungsaustausch eingeplant werden muß.

**Beziehungsgefüge: Erwachsener/Erwachsener**

In der partnerschaftlichen Anleiter-Schüler-Beziehung begegnen sich beide Teile auf der gleichen Ebene. Der Anleiter behandelt den Schüler als verantwortungsfähigen Erwachsenen, und der Schüler akzeptiert den Anleiter in seiner Funktion. Anleiter, die den partnerschaftlichen Anleitungsstil bevorzugen, kommen in der Regel gut zurecht mit kompetenten, selbstbewußten (nicht selbstherrlichen!) Schülern, die wiederum dadurch motiviert werden, daß man sie ernst nimmt, und die in dieser Situation dann auch gern bereit sind, dem Anleiter eine Führungsrolle zuzugestehen.

Aus dem Gesagten ist wohl deutlich geworden, daß der partnerschaftliche Führungsstil einerseits der anregendste und spannendste für alle Beteiligten ist, andererseits aber auch am meisten Einsatz verlangt. Keiner der Führungsstile wird sich für alle Anleitungssituationen eignen. Welcher Stil im Augenblick angezeigt ist, hängt in starkem Maße vom Ausbildungsstand, aber auch von der Person des Schülers ab. Nicht jeder Schüler fühlt sich mit soviel Eigenständigkeit wohl, und nicht jeder ist bereit, soviel Einsatz zu bringen.

**Laissez faire – kontraindiziert!**

Die völlige Orientierungslosigkeit des Laissez-faire-Stils jedoch ist auf jeden Fall in der Anleitungssituation kontraindiziert, gleichwohl in der Realität leider bei überlasteten oder frustrierten Anleitern anzutreffen.

Auf den gesamten Ausbildungszeitraum gesehen sollte grundsätzlich eine Verschiebung von stärker vorgebender zu immer mehr Freiraum lassender, „partnerschaftlicher" Anleitung stattfinden, die dann am Ende in die völlige Eigenständigkeit des Ausgebildeten mündet.

Anregung: Überprüfen Sie im Hinblick auf die Schüler, die Sie gerade begleiten, die folgenden Fragen:

- Wo braucht der Schüler (noch) feste Vorgaben?
- Wo kann und sollte ich ihm (mehr) Freiraum geben?
- Welche Rolle übernehme ich in der Anleitungssituation: die Elternrolle, die Erwachsenenrolle?
- In welche Rolle begibt sich der Schüler?

## 2.5 Nobody is perfect! – Entlastung für den Anleiter

### Orte zum Ausruhen

**Tu immer nur einen Schritt zur Zeit ...**

Sich in seiner Anleiterrolle begreifen und gegen Überforderung abgrenzen, das Umfeld zum Mittragen der Anleitungssituation motivieren, selbstsicher und souverän mit den eigenen Stärken und Schwächen umgehen, Vorbild sein und den Schüler in der ihm angemessenen Weise begleiten und loslassen – das hört sich soweit ganz vernünftig an, doch ist es überhaupt realisierbar? Oder überfordern wir uns damit zwangsläufig?
Wer die bisherigen Ausführungen aufmerksam gelesen hat, hat vielleicht herausgespürt, daß hier mit der Methode immer auch zugleich die Distanz zur Methode vermittelt werden soll. Nicht nur Ziele sollen gezeigt werden, sondern vor allem Wege, und auf dem Weg immer wieder Orte zum Ausruhen.

**Souverän Sich-selbst-Sein ohne anstrengende Maske**

Positive Wegmarken für den Anleiter sind: die kleinen und großen Freuden der Arbeit, Erfolge in der Anleitung, die sichtbar und spürbar werden, Anerkennung von Kollegen, von betreuten Menschen, vom Schüler. Nicht zuletzt gehört dazu aber auch das Erleben eigener Sicherheit und Souveränität, die Feststellung, daß es immer besser gelingt, die Anforderungen des Arbeitsalltags zu organisieren und auch eigene Bedürfnisse und Forderungen in die Arbeit einzubringen, ganz entspannt *sich selbst zu sein ohne anstrengende Maske.*

**Heilsame Distanz**

Will man das erreichen, so bedarf es neben allem Bemühen des ruhigen Betrachtens der Arbeitssituation, aber auch der eigenen Person und des eigenen Tuns. „Orte des Ausruhens“ sind Zeiten, in denen wir in heilsame Distanz zu unseren Aufgaben gehen – sei es im persönlichen oder gemeinsamen Nachdenken und Austauschen über die Arbeit, sei es in der „Gegenwelt“ zur Arbeit, in der Entspannung und Freizeit.

### Sich abgrenzen

**Realistische Selbsteinschätzung**

Ab und zu sollte ich als Anleiter überprüfen, was ich von mir verlange, ob ich mich vielleicht selbst überfordere, gar nicht so sehr die anderen. Mache ich mir dies bewußt, so kann es der erste Schritt zu einer realistischeren „Prioritätenliste“ (s. oben) sein.

> „Wir sollten uns nicht ständig von den Dingen bedrücken lassen, die wir nicht erledigen können. Sobald wir merken, daß der Druck von allen Seiten so stark wird, daß wir ins Hetzen kommen, ist es Zeit, innezuhalten und unsere Verpflichtungen zu überprüfen.“ (J. O. Sanders)

**Selbstschutz**

Auch die von außen an mich herangetragenen Forderungen sollte ich immer wieder „sortieren" und „aussortieren", um den Überblick zu behalten und nicht in zuviele Verpflichtungen und Aufgaben hineinzuschlittern. Hier muß ich gegebenenfalls mein eigener Anwalt sein und anderen meine Grenzen deutlich machen – auch wenn das Nein-Sagen oft schwerfällt.

**Überforderung durch innere Antreiber**

Wenn Menschen das Gefühl haben, „nicht in Ordnung zu sein", entwickeln sie bestimmte Verhaltensmuster. Vor allem in schwierigen Lebenssituationen folgen sie inneren Impulsen (Antreibern), um wieder in Ordnung zu kommen. E. Berne unterscheidet fünf dieser „Antreiberdynamiken" (vgl. auch 2.3, S. 25ff):

1. Ich bin OK, wenn ich stark bin.
2. Ich bin OK, wenn ich perfekt bin.
3. Ich bin OK, wenn ich gefällig bin.
4. Ich bin OK, wenn ich mich beeile.
5. Ich bin OK, wenn ich mich anstrenge.

Es geht hier nicht um die grundsätzliche Frage, zu welchem Typ ich mich zählen muß. Es kann durchaus sein, daß ich nur in bestimmten Situationen für bestimmte Antreiber anfällig bin. Entscheidend ist die Erkenntnis, daß die Forderungen dieser „inneren Antreiber" unerfüllbar sind und letztlich ins Leere laufen. Wer darauf hereinfällt, riskiert ein uneffektives Verhalten.

**Eigene Bedürfnisse wahrnehmen**

Nein sagen zur Überforderung heißt auch ja sagen zu den eigenen Bedürfnissen. Bei allem Engagement und aller Einsatzbereitschaft für die mir gestellten Aufgaben muß ich mir ein Gefühl für meine eigenen Bedürfnisse bewahren. Das kann bedeuten, daß ich diese Bedürfnisse zum Ausdruck bringen und auch eigene Forderungen, zum Beispiel nach Entlastung, anmelden muß.

**!** Wer sich ständig über seine Kräfte fordern läßt, tut letztlich auch den anderen keinen Gefallen. Umgekehrt ist jemand, der seine Arbeitskraft realistisch einschätzt, ein verläßlicher Partner.

**Eigene Grenzen erkennen**

Noch ein Plus des Abgrenzens: Ein, wenn auch vielleicht mit großer Selbstüberwindung ausgesprochenes NEIN stärkt das Selbstbewußtsein: „Ich weiß, was ich kann, aber ich kenne meine Grenzen".

In diesem Punkt wird der Anleiter aber auch schon wieder zum Vorbild für den Schüler, der zu einer ähnlich realistischen und klaren Grundhaltung angeregt wird.

## Sich selbst vergeben lernen

Mißerfolg als konstruktive Kritik

Jeder von uns erlebt Situationen, die schieflaufen, erlebt Frustrationen und Mißerfolge. Liegen die Ursachen bei mir selbst, dann sollte ich aus der Erfahrung lernen. Ich sollte den Mißerfolg als eine „konstruktive Rückmeldung" sehen, die mir Informationen liefert, was ich das nächste Mal besser machen könnte oder unterlassen sollte. Danach aber darf ich mir auch ruhig selbst verzeihen, daß ich diesen Fehler gemacht habe.

Erfolg als Kraftquelle

In jedem Fall, auch dann wenn meine Enttäuschung von anderen kommt und ich nichts daran ändern kann, sollte ich mich in Zeiten des Mißerfolgs auch an meine Erfolge erinnern – oder mich von anderen, bei denen ich mich ausspreche, an sie erinnern lassen.

▶ Anregung: „Bilanz ziehen" – Notieren Sie in beiden Spalten mindestens 3 Sätze.

| **Fehler akzeptieren**<br>Ich bin ein guter Mentor, obwohl … | **Stärken erkennen**<br>Ich bin ein guter Mentor, weil … |
|---|---|
| ► | ► |
| ► | ► |
| ► | ► |

## Abschalten können

„Gegenwelt"

Die Fähigkeit zur Distanz, zur Entlastung und zum Abschalten mit Ihren jeweiligen „Lieblingsstrategien", ist eine wesentliche Voraussetzung für die positive Bewältigung der Anleitungsaufgabe. Pflegen Sie deshalb ganz bewußt Ihre *„Abschaltrituale"*, alles, was zur „Gegenwelt" der Arbeit gehört.

Abschaltrituale

■ Anregung: Wie kann ich nach der Arbeit am besten abschalten?

- Weg von der Arbeit nach Hause bewußt wahrnehmen,
- Kleidung wechseln,
- Lieblingsmusik hören,
- 10 Minuten absolute Stille,
- im „Sorgensessel" kurz nochmal vorüberziehen lassen, was der Arbeitstag gebracht hat, dann „weglegen",

- Sport, Spazierengehen,
- Entspannungstraining.

Zu vermeiden ist:

- zu Hause ständig an die Arbeit denken,
- nochmals in der Gruppe / auf der Station anrufen,
- nach der Arbeit mit anderen nur über die Arbeit fachsimpeln.

**Meine Orte zum Ausruhen**

Probieren Sie ruhig auch einmal neue „Rituale“ für sich aus: Was könnten für Sie „Orte zum Ausruhen und Krafttanken“ sein?
Vielleicht helfen Ihnen dabei die Fragen, die der amerikanische Psychologe Arnold A. Lazarus sich im Hinblick auf seine Freizeit und die Regeneration seiner Kräfte zu stellen pflegt:

- „Welche schönen Dinge kann ich tun?
- Welche positiven Gefühle kann ich herstellen?
- Welche schönen sensorischen Erfahrungen kann ich entdekken?
- Welche kraftspendenden und erfreulichen Vorstellungen kann ich heraufbeschwören?
- Welche positiven Selbstgespräche kann ich führen?
- Mit welchen liebenswerten Menschen kann ich zusammensein?
- Was kann ich tun, um meine Gesundheit zu fördern?“

(Arnold A. Lazarus in: Psychologie Heute (1997), S. 37)

**Hilfe suchen**

Wenn es Ihnen nicht mehr gelingt, einen heilsamen Abstand zur Situation zu gewinnen, dann sollten Sie sich ganz bewußt Hilfe suchen.

**Gespräche im Team, Supervision**

Eine solche Hilfe kann das offene Gespräch im Team sein. Auch die Möglichkeit des Begleitetwerdens durch Supervision sollten Sie für sich nutzen. Hier kann „Unerledigtes“ in einem neutralen Freiraum aufgearbeitet werden.

**Kollegiale Praxisberatung**

Eine der wichtigsten Hilfen ist der Austausch mit „Leidensgenossen“. Suchen Sie den Anschluß an Anleitergruppen und -arbeitskreise oder, wenn es in Ihrer Nähe keine solche Gruppe gibt, rufen Sie selbst eine ins Leben.

**Gespräche mit Schulen**

Im Kontakt mit anderen Anleitenden bekommen Sie auch Impulse für den Umgang mit den Anforderungen der Ausbildungsstätten, die zum Teil von Praxisstellen und Anleitern als recht praxisfern erlebt werden. Hier ist Selbstbewußtsein, aber auch Offenheit bei den Anleitern gefragt. Die Anregung gemeinsamer Gesprächsrunden mit Anleitern und Dozenten etwa kann in diesem Konfliktfeld neue Wege eröffnen.

Anregung: Während eines kollegialen Austausches mit anderen Anleitern beschreibt eine Kollegin, die zum ersten Mal einen Schüler anleitet, wie es ihr momentan geht.
„Ich hatte mich eigentlich auf die Aufgabe, eine Schülerin anzuleiten, gefreut. Aber jetzt habe ich immer mehr das Gefühl, zwischen sämtlichen Stühlen zu sitzen. Meine Kolleginnen sagen, ich sei gar nicht mehr ansprechbar. Die Heimbewohner fragen, warum ich mich so selten blicken lasse. Die Schülerin ist schwierig, ich fühle mich ihr gegenüber oft unsicher und werde dann pampig oder halte mich raus, wo ich was sagen müßte. Meine Familie zu Hause ist unzufrieden, weil ich unausgeglichen und fertig bin und oft abends noch etwas in meinen Büchern nachschlage. Ich habe manchmal das Gefühl, richtiggehend ausgesaugt zu werden."
Versuchen Sie die Aussagen der Kollegin im Rahmen einer kollegialen Praxisberatung anhand des im vorliegenden Kapitel Gesagten zu analysieren und Lösungsmöglichkeiten zu erarbeiten.

- In welchen Bereichen zeigt sich die Problematik?
- Was sind mögliche Ursachen?
- Welche Verhaltensstrategien könnte die Kollegin ausprobieren?
- Was kann/sollte sie für sich selbst tun?

# 3. Du-Sagen – die Anleiter-Schüler-Beziehung

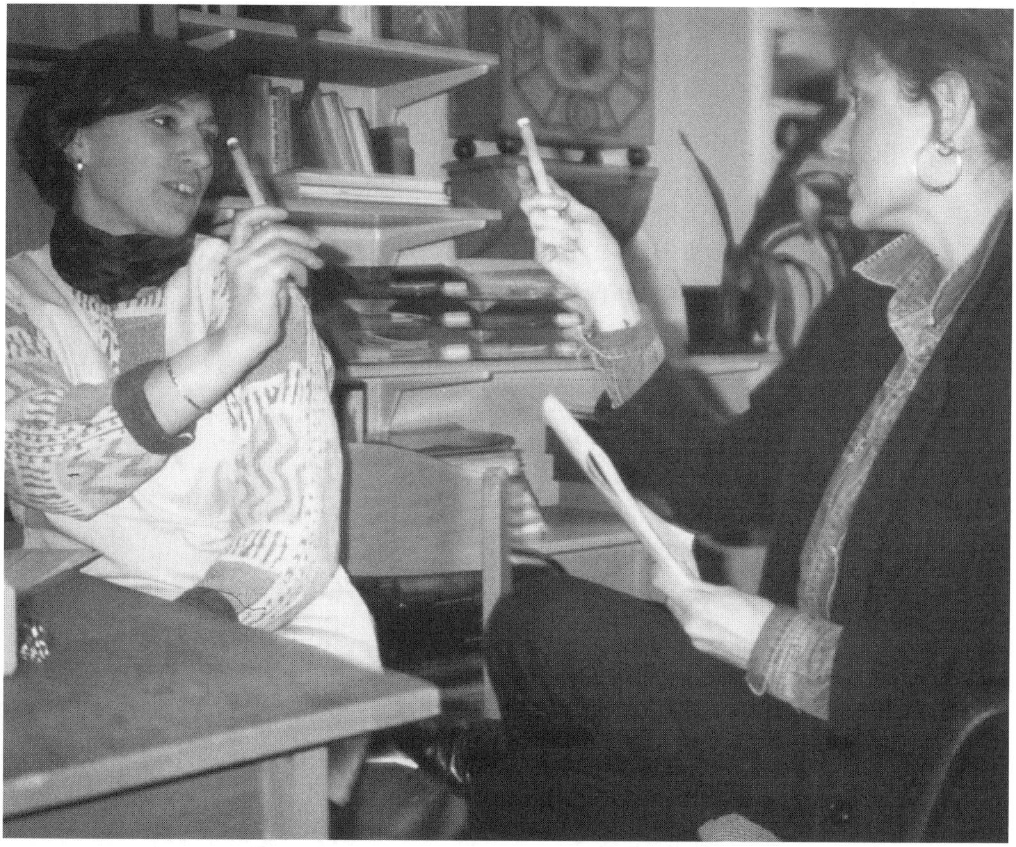

## 3.1 Der Anleiter als Impulsgeber

### Ergebnisse einer Befragung von Anleitern in der Behindertenarbeit anläßlich einer Mentoren-Fortbildung

Positives Anleiterverhalten

| Positives Anleiterverhalten ► | löst beim Schüler aus: |
|---|---|
| Schüler als eigenständige Persönlichkeit ernst nehmen | Vertrauen, Unabhängigkeit Selbstvertrauen |
| Sympathie und Akzeptanz | Vertrauen |
| dem Schüler Zeit zum Lernen lassen | Sicherheit, Vertrauen |
| Eingehen auf Kenntnisse des Schülers | Sicherheit, Erfolgserlebnisse, Selbständigkeit |
| dem Schüler etwas zutrauen | Selbstwertgefühl, Kreativität, Motivation |
| Rückmeldung, konstruktive Kritik | Sicherheit, Orientierung |
| Freiraum geben | Kreativität, Erfolgserlebnisse, Motivation |
| klare Absprachen/Aufträge | Sicherheit, Orientierung |
| Lernfelder anbieten zum Nachahmen und Abgrenzen | Finden eigener Position, Selbstvertrauen |
| persönliche, aber klar umrissene Beziehung | Sicherheit |
| Engagement spüren lassen | Vorbildfunktion |
| Klarheit in Position, Werten und Vorgaben | Identifizierung und Abgrenzung |
| Zeit haben | Rückhalt |
| umfassende Information | Orientierung |
| Offenheit, Kritikfähigkeit | Wertschätzung, Vertrauen |
| Interesse | Motivation |
| Wertschätzung | Zufriedenheit, Selbstvertrauen |

Die Tabelle gibt in knappster Form wieder, wie entscheidend ein offener, wertschätzender und vor allem klarer Umgangsstil des Anleiters für den Lernerfolg des Schülers ist (s. 2.4, S. 31ff; 3.3, S. 48f.) Basis dafür ist eine gute Beziehung zwischen Anleiter und Schüler.

Negatives Anleiterverhalten

| **Negatives Anleiterverhalten** | ► **löst beim Schüler aus:** |
|---|---|
| Ablehnung | Resignation |
| Unnahbarkeit, Arroganz | Provokation, Angst |
| autoritäre Strenge | Angst |
| Überstülpen eigener Maßstäbe und Meinungen | Mißtrauen, Abwehr |
| Einspannen für eigene Zwecke | Enttäuschung, Mißtrauen |
| Unsicherheit | Unlust |
| Unklarheit in Arbeitszuweisungen | Frustration |
| Tadel statt konstruktiver Kritik | Auflehnung, Verunsicherung |
| keine Orientierungshilfen | Ärger, Enttäuschung |
| zuviel Freiheit | Druck, Überforderung |
| Teilinfos statt Überblick | Minderwertigkeitsgefühl |
| Unter- bzw. überfordern | Frust, Unsicherheit, Überdruß |
| Leistungsdruck | Angst, Minderwertigkeitsgefühl |
| Ausnutzen der Machtposition | Trotz |
| Unklarheit in der Beziehung | Unsicherheit |
| keinen Spielraum geben | Frustration, Resignation |
| keine Zeit haben | Hilflosigkeit, Wut |
| Inkompetenz | Wut |
| Gleichgültigkeit | Gleichgültigkeit, Wut |
| Schülerstatus ignorieren | Gefühl, ausgenutzt zu werden |

## 3.2 Das „Bild" des anderen – Orientierung und Handicap in der Beziehung

Anleitung ist ein Beziehungsgeschehen, eine *Inter*-Aktion, bei der beide Partner wechselseitig aufeinander Einfluß nehmen.

### Erste Begegnung – Weichenstellung für die Anleiter-Schüler-Beziehung

**Offenheit erzeugt Offenheit**

Kommt der eine dem anderen positiv entgegen, offen für ihn als Person und für seine Vorstellungen von Arbeit, so wird der das als wohltuend empfinden und sich seinerseits ebenfalls eher öffnen und auf sein Gegenüber zugehen. Das wiederum wird dieses freuen und in seiner positiven Haltung bestärken.
Wir sprechen dann von einem *„positiven Kreisprozeß"* (Schulz v. Thun, Watzlawick), der sich fortsetzt und beide Partner zu einer von gegenseitiger Wertschätzung geprägten, wohltuenden Zusammenarbeit befähigt.

**Vorbehalte erzeugen Vorbehalte**

Leider ist das negative Pendant zum positiven Kreisprozeß genausooft anzutreffen. Die Beziehung Anleiter-Schüler steht dann gleichsam von Anfang an unter einem unglücklichen Stern (Abb. 3.**1**).
– Sei es, daß der Anleiter schlechte Erfahrungen mit Schülern gemacht oder seine Aufgabe nur widerwillig übernommen hat und den Schüler daher nicht gerade mit offenen Armen empfängt.
– Sei es, daß der Anleiter vor dem Schüler oder der Schüler vor dem Anleiter „vorgewarnt" wurde und deshalb gleich mit Bedenken und Vorbehalten in die Beziehung hineingeht.

**Vorsicht Vorerfahrungen!**

In den meisten Fällen bestimmen Vorerfahrungen mit der Anleitungssituation den Anfang einer Anleiter-Schüler-Beziehung. Sind diese Vorerfahrungen negativer Art, dann werden sie die Beziehung von vornherein überschatten, und es ist sehr schwer, solche negativen Anfänge hinter sich zu lassen und doch noch zu einem Miteinander zu finden.

> „Es ist schwieriger, eine vorgefaßte Meinung zu zertrümmern, als ein Atom." (Albert Einstein)

**Vorsicht „erster Eindruck"!**

Der Anstoß in eine positive oder negative Richtung kann aber auch ganz einfach vom ersten, äußeren Eindruck ausgehen, den Anleiter und Schüler voneinander gewinnen. Diese zwangsläufig ganz oberflächliche und nicht selten völlig irreführende erste „Momentaufnahme", bei der häufig Äußerlichkeiten wie Kleidung, Sprechweise u. ä. im Vordergrund stehen, kann einen Kreisprozeß auslösen, wie er in Abb. 3.**1** dargestellt ist.

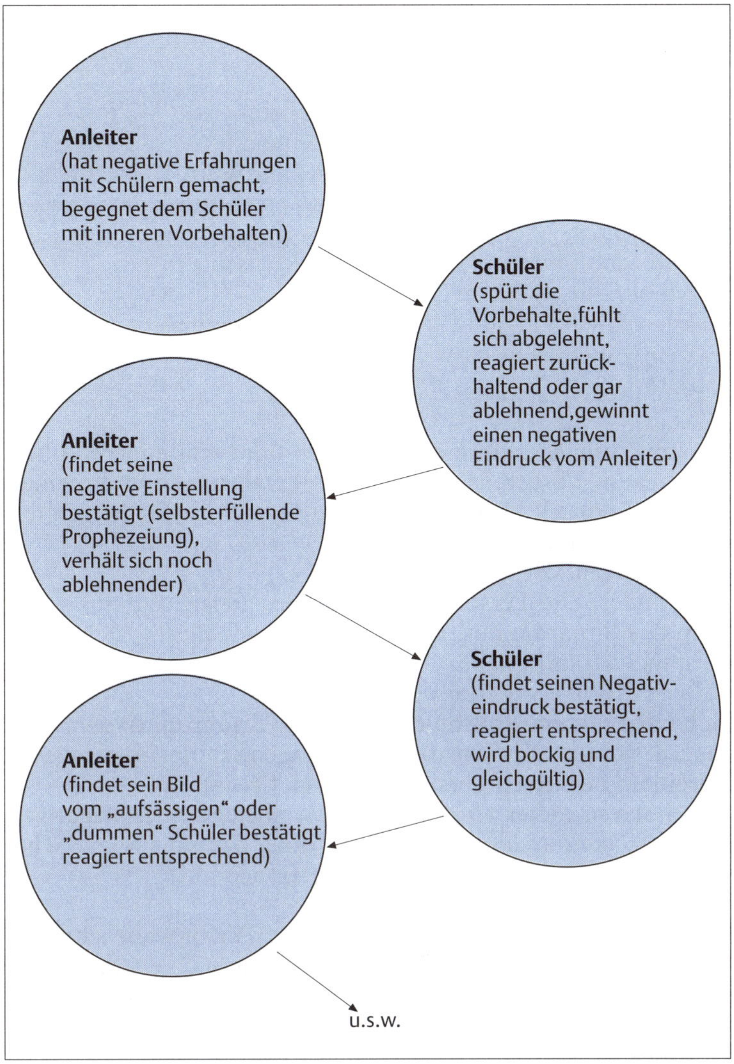


Abb. 3.1 „Negativer - Kreisprozeß“

Es ist ganz natürlich, daß Vorerfahrungen, entsprechende Vorinformationen und auch erste Eindrücke unser Verhalten bestimmen und daß wir uns, bewußt oder unbewußt, an ihnen orientieren.
Damit wir dennoch nicht Auslöser oder Opfer einer „Kreisprozeß-Spirale“ werden, die sich, wenn sie erst einmal in Gang gesetzt wurde, nur sehr schwer aufhalten oder durchbrechen läßt, sollten wir eines bedenken:

Gefährlich werden Irrtümer vor allem, wenn an ihnen festgehalten wird.

Das gilt in höchstem Maße für Vorurteile und Fehler in der Wahrnehmung anderer Menschen.

> „Ich brauche jemanden nur zu sehen –
> und schon weiß ich über ihn Bescheid.
> Ich brauche mit jemandem nur ein paar Worte zu wechseln –
> und schon weiß ich, mit wem ich es zu tun habe.
> Ich brauche über jemanden nur dieses oder jenes zu hören –
> und schon weiß ich, was für ein Mensch er ist.
> Mein Gott, es ist erschreckend,
> wie schnell ich jemanden zu kennen glaube –
> und wie lange es dauert, bis ich mein voreiliges Urteil ändere." (P. Ceelen)

**Distanz gewinnen**

Ich sollte mir deshalb meine (eigenen oder von anderen übernommenen) Vorurteile, meine (Vor-)Erfahrungen und meinen „ersten Eindruck" bewußtmachen und mich zugleich auch davon distanzieren.
Bei negativen Vorurteilen heißt das:
„Wie andere eine Person erleben und beurteilen, sagt nur etwas über *ihre* Situation aus, nichts darüber, wie dieser Mensch ist oder wie *ich* ihn erlebe."
Bei negativen Vorerfahrungen heißt das:
„Ich habe mit *einem* Schüler bestimmte Erfahrungen gemacht, das läßt sich jedoch nicht auf einen anderen Schüler übertragen."
Bei einem negativen „ersten Eindruck" heißt das:
„Ich habe in dieser *einen* Situation vielleicht einen negativen Eindruck vom anderen gewonnen, doch das sagt noch nichts über sein Verhalten in anderen Situationen aus."

**Positive Offenheit**

Gelingt es, so bewußt mit der eigenen Personwahrnehmung umzugehen, so kann der Anleiter mit einem „Vertrauensvorschuß" für den Schüler in die Beziehung gehen, sich auf die Begegnung mit ihm einlassen und den zweiten, dritten, vierten Eindruck abwarten:
„Ich will ganz bewußt meine Vorerfahrungen und eventuellen Vorinformationen und meinen ersten Eindruck beiseite lassen, positiv auf den anderen zugehen und abwarten, was geschieht."

---

Schlechte Erfahrungen nicht auf neue Situationen und Personen zu übertragen (Übertragungsfehler) und sich nicht vom ersten, vielleicht negativen Eindruck in seinem weiteren Verhalten bestimmen zu lassen, das ist die Vorbedingung für ein positives Miteinander von Anleiter und Schüler.

---

Was hier zum Anfang der Anleiter-Schüler-Beziehung gesagt wird, gilt im übrigen auch für spätere Situationen. Gerade im Umgang mit Schülern, die einem nicht so liegen, und auch nach den durch die Ausbildungsstruktur vorgegebenen Unterbrechungen des Kontakts zum Schüler wird es immer wieder nötig, alte Wahrnehmungs- und Verhaltensmuster zu überprüfen und gegebenenfalls abzustreifen, die Weichen der Beziehung ganz bewußt neu zu stellen.

## Eingefahrenes neu gestalten – Chancen für Neuanfänge in der Anleiter-Schüler-Beziehung

Neben dem Verhaftetsein im ersten Eindruck und der Übertragung vergangener Erfahrungen auf andere Personen (Übertragungsfehler) können auch andere „Wahrnehmungsfehler“ die Beziehung zum Schüler belasten:

**Halo-Effekt**

Etwa, wenn im Umgang ein Merkmal des anderen überdeutlich wahrgenommen wird, z. B. seine lebhafte Art, und alle anderen Eigenschaften daneben verblassen.

**Logischer Fehler**

Häufig tritt dieser Fehler gekoppelt mit irrtümlichen pseudopsychologischen Rückschlüssen auf, z. B. „ein lebhafter Schüler, der sich viel einbringt, ist immer auch aufmüpfig“.

**Kontrast-Bildung**

Nicht zu vergessen ist die Tendenz, Kontraste zur eigenen Person besonders deutlich wahrzunehmen und dem anderen je nachdem anzukreiden. Dem Anleiter, der auf korrekte Kleidung Wert legt, ist die saloppe Aufmachung des Schülers ein Dorn im Auge (und bietet ihm womöglich gleich Anlaß zu einem „logischen Fehler“: Nachlässig gekleidete Schüler arbeiten auch nachlässig). Jüngere Anleiter tun sich häufig schwer mit älteren Schülern und umgekehrt, kritische, problembewußte Anleiter mit „laschen“ Schülern, die zu allem ja sagen, und umgekehrt, „Aktivierungsfans“ mit „Sauberkeitsfans“, usw.
Damit sollen die hier deutlich werdenden unterschiedlichen Schwerpunkte nicht relativiert werden. Es gilt nur aufmerksam zu werden, wo Negativbilder des anderen eventuell mit überscharf wahrgenommenen Kontrasten zu eigenen Vorstellungen zusammenhängen.
Es muß wohl nicht eigens betont werden, daß Schüler natürlich zu den gleichen „Fehlern“ in der Wahrnehmung anderer Personen, z. B. ihrer Anleiter, neigen.

■ Anregung: Überlegen Sie einmal kritisch, welche Wahrnehmungsfehler Ihnen in Ihrer Anleiterrolle unterlaufen. Machen Sie sich diese Fehler ganz sachlich bewußt und überlegen Sie, wie Sie anders mit ihnen umgehen können, da solche Fehler sich erfahrungsgemäß nicht vermeiden, wohl aber kontrollieren lassen.

**Anleiter als Modell**

Das Vorleben eines offenen und wertschätzenden Umgangs miteinander kann schon die erste wichtige „Lektion" sein, die der Anleiter seinem Schüler mit auf den Weg gibt.
Was aber bedeutet eine so hübsche Formel wie *„wertschätzender Umgang miteinander"* in einer Beziehung, in der ja der eine, der Anleiter, die Fehler des anderen korrigieren, ihn kritisieren und belehren soll? Dem soll im folgenden nachgegangen werden.

## 3.3 Balance aus Distanz und Nähe – Klarheit in der Beziehung

**Beziehung lebt von Distanz**

So paradox es klingt, eine gute Beziehung lebt von der Distanz. Nichts gefährdet die Anleiter-Schüler-Beziehung so sehr wie Distanzlosigkeit.
Wie soll ich jemanden kritisieren, fördern, beurteilen, zu dem ich keine Distanz habe? Ganz abgesehen davon, daß der andere negative Rückmeldungen von mir in diesem Fall entweder als verletzend empfinden muß oder sie nicht ernstnehmen kann, raube ich mir damit selbst die objektive Perspektive. Ich nehme mich und den anderen tatsächlich nicht ernst genug.
Die Gefahren der Distanzlosigkeit verdeutlicht das folgende Beispiel aus der Behindertenarbeit (Wohnheim für erwachsene, geistig behinderte Menschen).

### „Genauso hätte ich es auch gemacht ..." – Gefahren fehlender Distanz

Jörg hatte das gewisse Etwas. Als „älterer" Grundkursschüler brachte er genug Lebenserfahrung mit, um auf der Wohngruppe mit erwachsenen, geistig behinderten Menschen „gute Arbeit" zu tun. Darüber hinaus verfügte er über ein ausgeprägtes „pädagogisches Feingefühl". Anleiter und Fachlehrer bescheinigten ihm „Naturbegabung" und sprachen von Qualitäten, die Mitarbeiter im Sozialbereich „entweder von Anfang an haben oder nur schwer erlernen". Jörg hatte sich für eine Praxisprobe eine Situation ausgewählt, in der er seine Stärken nutzen konnte. Der Fachlehrer, der zum ersten Mal seinen Schüler in der Praxis erlebte, war beeindruckt von den „liebevollen Details" und den „erstaunlich professionellen Methoden im therapeutisch-pädagogischen Bereich". Sein erster Eindruck war äußerst positiv. Im Nachgespräch zur Praxisprobe meinte er: „Das

hätte ich genauso gemacht", und verzichtete auf „unwichtige Details" in seiner Rückmeldung ...
Was war geschehen? Fast unmerklich hatte sich der Fachlehrer auf eine kollegiale Ebene zum Schüler begeben. Der Gesamteindruck war für ihn „überwältigend" gewesen, so daß Kritikpunkte in einzelnen methodischen Schritten unter den Tisch fallen konnten. „Fachsimpelnd" hatte er Erfahrungen und methodische Schritte mit dem Schüler ausgetauscht und sich schließlich „freundschaftlich" von ihm verabschiedet. Er hatte dem Lernenden nicht das Du angeboten, aber er hatte deutlich seine Anleiterrolle verändert und einen „partnerschaftlichen Ton" angeschlagen.
Erst als der Schüler Wochen später seine fachpraktischen Unterlagen nicht abgeliefert hatte, merkte er, daß er zu weit gegangen war. Durch seine Über-Identifikation mit dem Schüler hatte er sich selbst die Distanz genommen, die er nun gebraucht hätte, um auf diese Versäumnisse adäquat zu reagieren. Der fehlende Abstand hatte ihm nicht nur den Blick getrübt, sondern auch seine Handlungsspielräume verkleinert!

**Symbiotische Beziehungen**

Eine andere Gefahr für das Gleichgewicht aus durchaus zulässiger Nähe und ebenso wichtiger Distanz in der Anleiter-Schüler-Beziehung stellt das Eingehen sogenannter *symbiotischer* (verschmelzender) *Beziehungen* dar. Auch hier wird wieder in höchst problematischer Weise Distanz vernachlässigt.
Symbiotische Beziehungen zeichnen sich durch einen starken gegenseitigen Nutzen und eine Tendenz zur „Verschmelzung" aus. J. Schiff unterscheidet vier „Einladungen zur Symbiose". In Anlehnung an dieses Modell müßten Anleiter auf folgende „Schüler-Einladungen" achten, um nicht in symbiotische (dysfunktionale) „Beziehungsfallen" zu tappen:

1. Der passive, hilflose Schüler (Nichtstun):
Der Anleiter wird dazu eingeladen, in die aktivierende und „nährende" Rolle zu gehen.

2. Schüler, die durch Hektik und ziellose Aktivität auffallen (Agitation):
Der Anleiter wird dazu eingeladen, Verantwortung und Strukturierung zu übernehmen.

3. Der überangepaßte Schüler (Überanpassung):
Auch hier soll der Anleiter Verantwortung und Initiative übernehmen und dem Schüler den „vorauseilenden Gehorsam" belohnen.

4. Schüler, die sich selbst schlecht machen, sich selbst schädigen (Selbstschädigung):
Beim Anleiter wird die Helferrolle aktiviert. Er wird dazu eingeladen, Beschützer und „Sanitäter" zu sein.

Letztlich beinhalten alle vier Verhaltensvarianten ein regressives Element, d. h., die Schüler verhalten sich nicht „erwachsen“, sondern definieren sich aus dem „Kind-Ich“ (Berne). Bewußt oder unbewußt drängen sie dabei den Anleiter ins „Eltern-Ich“. Für manche Anleiter ist das ein verführerisches Angebot. Natürlich können Angebote zur Symbiose auch vom Anleiter ausgehen (vgl. 2.4, S. 25ff.)

**Beziehung lebt von Nähe**

Wie wichtig für die Anleitungsbeziehung umgekehrt auch die – richtige – Nähe ist, zeigen die negativen Folgen totaler Distanz beim Laissez-faire-Anleitungsstil (vgl. 2.4, S. 32f). Der Anleiter ist *Bezugsperson* für den Schüler, jemand, an den der Schüler sich in schwierigen Situationen wendet, an dem er sich orientiert, der ihm Rückhalt gibt. Dafür muß Vertrauen und Nähe da sein.

Anregung: Distanz und Nähe, was bedeutet das in der Anleitertätigkeit? Wo hört das eine auf und beginnt das andere? Kennzeichnen Sie in der Liste „Positives Anleiterverhalten“ am Anfang des Kapitels all die Verhaltensweisen, die Ihrer Ansicht nach Nähe ausdrücken, und die, die für Distanz stehen.
Ergibt sich ein Gleichgewicht?
Betrachten Sie Ihre eigene Anleitungsbeziehung, welchen Stellenwert haben die beiden Pole darin?

**Distanz ist:**

- den anderen als eigenständige Person gelten lassen,
- Arbeitsinhalte und Probleme sachlich diskutieren,
- Freiraum geben,
- objektiv beobachten,
- Fähigkeiten erkennen und richtig einschätzen,
- Kritik äußern (positive und negative),
- Grenzen setzen,
- Fachwissen vermitteln,
- Lernmöglichkeit bieten,
- in die Selbständigkeit entlassen, *loslassen*.

**Nähe ist:**

- Ansprechpartner in schwierigen Situationen sein,
- Möglichkeit zum Aussprechen von Gefühlen geben,
- Unterstützung, Hilfe, Ermutigung geben,
- Vertrauen aufbauen,
- Sympathie und Akzeptanz entgegenbringen,
- Beziehung leben und vorleben,
- persönlich und offen auf den anderen zugehen,
- eigene Schwächen und Fehler zugeben können.

Anregung: Vielleicht fallen Ihnen noch Ergänzungen zu den beiden Listen aus Ihrer aktuellen Situation heraus ein?

**Beziehung lebt von Klarheit**

Ein weiterer wesentlicher Faktor für Vertrauen und gegenseitige Wertschätzung in der Beziehung ist, neben dem rechten Gleichgewicht aus Distanz und Nähe, die *Klarheit* im Umgang miteinander. Auch das wird aus den in der Einleitung des Kapitels aufgeführten Katalogen für positives/negatives Anleiterverhalten ganz deutlich.
Klarheit in der Beziehung bedeutet

- selbst klar und eindeutig im Reden und Handeln sein, *Kongruenz* (nicht heute so und morgen so),
- Ich-Botschaften senden, wenn ich etwas über mich aussagen will (nicht: „*Du* enttäuschst mich.“, sondern „*Ich* bin enttäuscht“ s. 3.4, S. 52ff; 3.5, S. 57ff),
- den Schüler umfassend informieren,
- Transparenz (z. B. welche Schwerpunkte werden bei der Beurteilung gesetzt),
- die Position des Anleiters/des Schülers klar umreißen,
- klare und eindeutige Absprachen treffen,
- klare Aufgabenzuteilung vornehmen,
- klare Ziele formulieren (s. Kap. 6, S. 105ff)
- klare Freiräume abstecken,
- klare, eindeutige, konstruktive Rückmeldung geben (s. 3.5, S. 65)
- eindeutige Grenzen in der Beziehung ziehen (z. B. private Dinge ausklammern, wenn man dies möchte).

Werden die genannten Aspekte – Nähe, Distanz, Klarheit – in der Anleitungssituation ernstgenommen, so sind damit die Voraussetzungen für eine wahrhaft fördernde, das Lernen und die Weiterentwicklung des Schülers begünstigende Anleiter-Schüler-Beziehung geschaffen.
C. Rogers hat deutlich gemacht, in welchen Verhaltensweisen und Haltungen eine solche Beziehung ihren Ausdruck findet.

## Hilfreiche Beziehung nach C. Rogers

> „Je mehr es mir gelingt, den anderen so zu akzeptieren, wie er ist, umso eher erhöht sich die Wahrscheinlichkeit, daß er sich verändert.“ (C. Rogers)

Nach Rogers müßte ein Anleiter in der Beziehung zum Schüler folgende acht Punkte berücksichtigen:

- *Kongruenz:* Das sein, was ich schon bin.
- *Mitteilung:* Das, was ich bin, eindeutig ausdrücken.
- *Rückmeldung:* Positives wahrnehmen und ausdrücken.
- *Individualität:* Das Recht auf mein Eigensein wahrnehmen.

- *Respektierung:* Dem anderen sein Anderssein lassen.
- *Empathie:* Mich in die Situation des anderen hineinversetzen.
- *Bewertung:* Nicht die Person, sondern das Verhalten bewerten.
- *Subjektivität:* Den anderen nicht zum Objekt machen.

Auch wenn einige dieser Punkte einen sehr hohen Anspruch an den Anleiter stellen und idealistisch erscheinen, bilden sie letztlich doch die Grundlage für jede „hilfreiche Beziehung". Rogers hat als *humanistischer* Psychologe hier bewußt ethische und humanistische Aspekte mit aufgenommen.

## 3.4 Kommunikation – der Draht zueinander

Die Basis zwischenmenschlicher Beziehungen ist *Kommunikation*, das Sich-Austauschen und Sich-Mitteilen in all seinen Spielarten von nichtsprachlichen Signalen wie Gesichtsausdruck und Körperhaltung bis hin zum Miteinander-Reden. Will ich eine Beziehung positiv gestalten, so muß ich meinen Kommunikationsstil bewußt darauf ausrichten.

**Übung**

■ Stellen Sie sich einen idealen, angenehmen Gesprächspartner vor. Wie ist seine Körpersprache? Welche Eigenschaften müßte er haben? Wie fühlt sich sein Gegenüber?

**Idealer Gesprächspartner**

■ Der Gesprächsparter ist ...

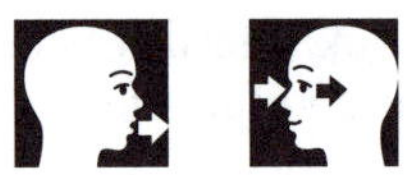

► ►

► ►

Sein Gegenüber fühlt sich ...

► ►

► ►

Und nun denken Sie sich einen sehr unangenehmen, angstauslösenden Gesprächspartner aus. Wie verhält er sich? Wie ist seine Mimik, Gestik, Körperhaltung? Wie geht es wohl seinem Gegenüber?

**Unangenehmer Gesprächspartner**

- Der Gesprächspartner ist ... 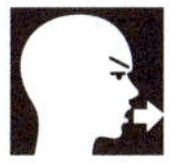 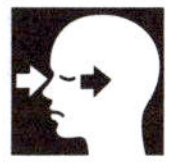

  ► ►

  ► ►

  Sein Gegenüber fühlt sich ...

  ► ►

  ► ►

- Welche Züge aus den beiden Bildern entdecken Sie bei sich? Welche Art von Gesprächspartner möchten Sie als Anleiter sein? Wie soll sich Ihr Schüler Ihnen gegenüber fühlen? Welche körpersprachlichen Signale haben Sie als angenehm/unangenehm eingestuft?

**Anleiter als Gesprächspartner**

- Ich möchte ...

  ► ►

  Der Schüler soll sich ...

  ► ►

Im folgenden finden Sie Anregungen für einen bewußten Umgang mit dem wichtigen Werkzeug Kommunikation und einige Tips für die Behebung eventueller „Kommunikationspannen“.

## Am Anfang der Kommunikation: die Anrede – kleine Ursache, große Wirkung

**Beispiel 1**

> „Bei uns auf der Station duzen sich alle. Mir war das unangenehm, aber ich habe mich nicht getraut, was dagegen zu sagen, wo ich doch nur Schülerin bin. Trotzdem hat es mich gestört, daß mich meine viel jüngere Anleiterin, ohne mich zu fragen, einfach mit dem Vornamen angeredet und geduzt hat.“ (Eine Altenpflegeschülerin)

**Beispiel 2**

> „Wir verstehen uns im Team prima. Manche duzen sich, manche sind per Sie, das tut dem guten Verhältnis keinen Abbruch.
> Unangenehm wurde es mir aber, als ich einen Schüler anleiten sollte, der mir richtig unsympathisch war, und der gleich sagte: „Gell, wir sagen doch du. Ich bin der Martin.“ Im ersten Moment war ich ganz platt und konnte gar nichts

dagegen sagen. Aber in der Zwischenzeit stört mich dieses erzwungene „Du" immer mehr, es belastet unser Verhältnis richtiggehend zusätzlich." (Eine Anleiterin in der Behindertenarbeit)

**Anrede offen besprechen**

Wieweit die Beziehung zwischen Anleiter und Schüler „sprachlos" bleibt, kann, wie die obigen Beispiele zeigen, schon an so kleinen Signalen wie der gegenseitigen Anrede liegen. Deshalb sollten Anleiter und Schüler hier von vornherein eine klare, gemeinsame Regelung treffen. Dabei sollte jeder ehrlich sagen und beim anderen akzeptieren können, wenn ihm die eine oder andere Form unangenehm ist. Nicht die Anrede, sondern der offene Umgang mit den eigenen Bedürfnissen und denen des anderen kann die Beziehung von vornherein klarer und positiver gestalten.

„Ob Du oder Sie – entscheidend ist, daß man sich gegenseitig ernst nimmt und respektiert."

## Kommunikation in Aktion: eine Aussage – viele Klangfarben

Der Satz „Karin, helfen Sie mir mal bitte bei Frau Müller!", kann gleichzeitig ganz Verschiedenes zum Ausdruck bringen (Schulz v. Thun):

**Eine Sachaussage *(Inhaltsaspekt)***

„Bei Frau Müller ist eine Pflegehandlung nötig, die nicht oder nur schlecht von einer Person allein ausgeführt werden kann."

**Eine Aussage über mich *(Selbstoffenbarung)***

„Ich schaffe es nicht allein."

**Einen *Appell***

„Steh nicht rum, tu was!"

**Eine Aussage über meine *Beziehung* zum Angesprochenen**

„Karin, Sie sind mir gegenüber doch immer so hilfsbereit, da wende ich mich an Sie."

*Während die Sachaussage gleichsam „neutral" ist, enthalten die drei anderen Aspekte mehr oder weniger starke Gefühlsanteile.*

Wenn wir miteinander reden, schwingen oft mehrere der oben aufgezeigten *Nachrichtenaspekte* in einer einzigen Aussage mit. Das macht Kommunikation oft schwierig und störanfällig. Wichtig ist hier, „Reden" in einer ganz umfassenden Weise zu verstehen – reden kann man auch ohne Worte, durch Mimik, Gestik und Körperhaltung (nonverbal, per Körpersprache) und durch sein Handeln.

**Eine Nachricht – mehrere Botschaften**

Je nach Situation und Befindlichkeit des Redenden – oder auch nur über sein Verhalten oder seine Körpersprache Kommunizierenden – wird dabei die Gewichtung der genannten Nachrichtenaspekte unterschiedlich ausfallen:
– Jede Aussage oder Nachricht enthält zunächst einen Sach-Anteil, eine Sachinformation.
– Neben diesen Sachinformationen vermittelt die Aussage oder Nachricht auch etwas über den, der sie äußert, den „Sender".
– In den meisten Fällen soll die Aussage oder Nachricht beim „Empfänger" etwas bewirken oder ihn zu etwas veranlassen. Der Sender „appelliert" gleichsam an ihn.
– Und schließlich sagt der, der die Aussage macht, direkt oder indirekt immer auch etwas über sein Verhältnis zum Empfänger aus.
Die „anderen" Seiten einer Sachaussage drücken sich dabei manchmal nur im Tonfall oder in der Mimik und Gestik aus. Klingt die Stimme des Sprechers im Beispiel oben freundlich/neutral oder gereizt? Ist der Gesichtsausdruck entspannt oder ängerlich/ungeduldig? Wie ist die Körperhaltung?
Wenn der Anleiter den Satz mit allen Zeichen der Ungeduld (erhobene Stimme, heftige Gestik, gereizter Ausdruck) äußert, würde er in ausführlicher Form vielleicht lauten: „Du dumme Schülerin, du gehst mir wirklich auf die Nerven. Siehst du nicht, was hier zu tun ist? Tu gefälligst, was ich dir sage."
Die sachlichen Anteile würden damit zugunsten gefühlsbeladener Anteile auf der Selbstoffenbarungs-, Appell- und Beziehungsseite zurückgedrängt werden.

**Empfang auf mehreren „Ohren"**

Doch Kommunikation wird nicht nur vom „Sender" bestimmt, sondern genauso stark vom „Empfänger". Auch er hört gleichsam auf verschiedenen „Ohren", und je nachdem, welche Zusatzbotschaften er aus der Aussage „heraushört", wird er reagieren.
Welchen Aspekt er dabei in den Vordergrund stellt, hängt wieder von der Situation und seiner eigenen Befindlichkeit ab. In einer Lern-Situation wird ihn eventuell der Sachinhalt der Aussage am meisten interessieren. Fühlt er sich vom Lehrenden, z. B. dem Anleiter, schlecht behandelt, so wird er auf – ihn vielleicht verärgernde – Appelle und Beziehungsbotschaften achten. Diese Auswahl geschieht in der Regel ganz unbewußt.
In der Anleiter-Schüler-Beziehung werden beide Beteiligten natürlich besonders „hellhörig" für den Beziehungsaspekt sein.

Schon dieser kurze Überblick macht deutlich, daß es an vielen Stellen zu „Kommunikationspannen" kommen kann:

**Kommunikationspannen**

- Wenn der Sender undeutliche oder unklare Botschaften sendet.
- Wenn der Sender gleichzeitig sich widersprechende Botschaften sendet, etwa verbal ein Lob ausspricht, körpersprachlich aber Abwehr und Ungeduld signalisiert.
- Wenn der Sender nicht ausdrücken kann, was er sagen möchte.
- Wenn Sender und Empfänger „nicht die gleiche Sprache sprechen", der Empfänger die Botschaften also falsch verstehen muß, weil der Sender z. B. Aufforderungen in aller Sachlichkeit immer recht barsch vorbringt, der Empfänger sich aber bei kurzangebundenen Gesprächspartnern grundsätzlich getadelt fühlt.
- Wenn der Empfänger „abgeschaltet" hat.
- Wenn sich Sender oder Empfänger in außergewöhnlichen oder belastenden Situationen befinden.
- Wenn starke „Störreize" von außen da sind – die Kommunikation etwa ständig unterbrochen wird.

Was können wir für eine funktionierende Kommunikation tun?

**Sach- und Beziehungsaspekt nicht mischen!**

Für die Anleitungsbeziehung müssen wir uns klarmachen, daß wir in der Auseinandersetzung mit dem Schüler immer gleichzeitig Sach- und Beziehungsaussagen machen. Gefährlich kann es werden, wenn wir beides in negativer Weise mischen, wenn etwa die Sach-Frage, „Warum hast du das noch nicht gemacht?" indirekt zum Vorwurf wird: „Warum enttäuscht du mich so, ich gebe mir doch solche Mühe mit dir und habe dir immer soviel Freiheit in der Anleitungsbeziehung gelassen, da könntest du doch auch zuverlässiger sein."
Gerade wenn es um Kritik, um das Aussprechen „unangenehmer Wahrheiten" geht, ist das Bemühen um Sachlichkeit ganz entscheidend (s. dazu die Ausführungen zum Thema „Rückmeldung" unter 3.5, S. 57ff).

**Klare Botschaften senden**

Am förderlichsten für eine gute Kommunikation ist es, als Sender so klar und eindeutig wie möglich zu sein. *Die Aussage-Ebenen sollten dabei soweit wie möglich auseinandergehalten und getrennt zum Ausdruck gebracht werden.*
Für unser kleines Beispiel könnte das heißen: „Karin, könnten Sie mir mal bitte bei Frau Müller helfen, zu zweit geht es leichter." Der Satz war als reine Sachaussage gemeint. Oder, wenn eine gefühlsmäßige Reaktion vorliegt: „Karin, helfen Sie mir bitte bei Frau Müller (Sachebene). Eigentlich bin ich ein bißchen enttäuscht, weil ich erwartet hätte, daß Sie sich von selbst anbieten (Beziehungsebene/Gefühlsaussage)."

Beide Aussagen sind etwas ausführlicher als der Satz oben, dafür aber für den Empfänger eindeutiger. Beim zweiten, kritisierenden Satz fällt zudem auf, daß die Anleiterin von sich selbst, ihrem eigenen Empfinden, ausgeht: „*Ich* bin enttäuscht." Sie überfährt oder beschuldigt die Schülerin nicht: „Sie sind wohl wieder mal ganz woanders mit Ihren Gedanken." Gerade bei gefühlsbelasteten Aussagen ist es ganz wichtig, solche Ich-Botschaften zu senden.

**Gefühle aussprechen, aber als Ich-Botschaft**

Die Klarheit des Senders hilft Mißverständnisse vermeiden. Um die gleiche Offenheit und Klarheit muß sich aber auch der Empfänger bemühen. Wenn Sender und Empfänger im wahrsten Sinne des Wortes „nicht die gleiche Wellenlänge haben", wenn das Gesagte auf einer anderen Ebene wahrgenommen wird, als es gemeint war, entstehen Konflikte. So könnte die Anleiterin im Beispiel oben ihren Satz rein sachlich gemeint haben, die Schülerin aber hört vielleicht ganz irrtümlich einen Vorwurf heraus und reagiert entsprechend.

**Hören, nicht deuten!**

Besonders vieldeutig sind nonverbale Signale, die oft zur Grundlage einer Deutung gemacht werden. Natürlich läuft auch im nichtsprachlichen Bereich Kommunikation mit ihren verschiedenen Aspekten ab (Watzlawick), doch die als angespannt empfundene Stimme, die als ungeduldig empfundene rasche Handbewegung, der als ärgerlich empfundene Blick können jeweils auch Ausdruck von etwas ganz anderem sein. Es handelt sich dabei nur um – ergänzende – Eindrücke des Empfängers, oft von seiner eigenen Stimmung und Erwartung beeinflußt, die nie verabsolutiert werden dürfen.

*Hier gilt es, als Empfänger an sich zu arbeiten und jede Botschaft zunächst einmal wirklich nur zu hören und ganz sachlich aufzufassen, bei Unklarheiten aber nachzufragen* („Sind Sie verärgert?").

**Unklares klären**

> „Es ist ein Fehler, zwischen den Zeilen zu lesen, ohne auch die Zeilen selbst zu lesen." (C. S. Lewis).

## 3.5 Vom schwierigen Umgang mit Lob und Tadel – Lernen durch Rückmeldung

**Lernen aus Konsequenzen**

Ob wir eine bestimmte Verhaltensweise, etwa eine bestimmte Pflegehandlung, eine bestimmte Art, mit einem Betreuten umzugehen, beibehalten oder ob wir unser Verhalten ändern, hängt zu einem großen Teil davon ab, welche Erfahrungen wir mit diesem Verhalten machen und wie andere darauf reagieren. Erlebe ich, daß ein Verhalten positive Konsequenzen hat, mir zum Beispiel Anerkennung einbringt, werde ich es wiederholen. Erlebe ich umgekehrt, daß ich mit meiner Hand-

lungsweise nicht erfolgreich bin und mir möglicherweise sogar Ärger damit einhandle, werde ich mich umstellen und das Verhalten in der Regel unterlassen.
Dieses einfache Grundgesetz kommt auch in der Anleitungssituation zum Tragen. Unbewußt arbeitet jeder damit, doch wenn wir als Anleiter bewußter mit „Belohnung“ und „Bestrafung“ umgehen, profitiert davon sowohl der Lernprozeß beim Schüler als auch die Anleiter-Schüler-Beziehung. Leider neigen wir ganz allgemein dazu, Positives eher zu übersehen und uns dafür um so mehr an Negativem aufzuhalten. In der Anleitungssituation ist das nicht anders: Ein Tadel erfolgt meist recht prompt, mit dem Loben dagegen tun wir uns schwerer. Hier kann die bewußte Auseinandersetzung mit der Lerntheorie äußerst hilfreich sein.
Wichtig ist, daß der Anleiter mit dem Wissen um die Gesetzmäßigkeiten des Lernens aus Konsequenzen (Skinner) bewußt und pädagogisch sinnvoll – nicht manipulativ! – umgeht. Schon bald wird sich eine *Balance* aus Lob und Korrektur ergeben, die dem Schüler Bestätigung und Orientierung gibt.

> Fehler so aufzuzeigen, daß der andere sie zugeben und korrigieren kann, ohne sich bloßgestellt oder gedemütigt zu fühlen, Lob nicht billig werden zu lassen, das ist wahrlich „Anleitung für Fortgeschrittene“.

## „Das hat mir gefallen, wie Sie das gemacht haben!“ – das Lob

**Beispiel 1**

„Meine Mentorin ist fachlich absolut Spitze, da kann ich sie alles fragen. Was mich fertigmacht, ist, daß sie nie sagt, wenn ich mal was gut gemacht habe. Immer bloß, was noch besser werden könnte. Manchmal bin ich deswegen schon total verunsichert, ob ich überhaupt irgendwas kann.“ (Ein Altenpflegeschüler)

*Gut:* Fachliche Stützung des Schülers, Hinweis darauf, wie man Abläufe besser gestalten könnte.
*Schlecht:* Keine positive Rückmeldung, Schüler erlebt keinen „Erfolg“, Verunsicherung des Schülers.

**Beispiel 2**

„Neulich war ich in einer brenzligen Situation auf dem Wohnbereich auf mich allein gestellt. Ich war ganz zittrig, hab’ aber versucht, die Ruhe zu bewahren und alles wenigstens annähernd so zu machen, wie wir’s gelernt haben. Es ging dann auch gut vorbei, und ich war richtig stolz auf mich. Ich glaube, das nächste Mal würde ich mir schon mehr zutrauen. Im Nachhinein glaube ich, daß es auch wichtig war, daß mein Anleiter den Ablauf hinterher nochmal mit mir durchgesprochen hat und mir Tips gegeben hat. Im ersten Moment wäre mir zwar lieber gewesen, wenn er mich einfach nur gelobt hätte, aber ich glaube, so bin ich noch sicherer geworden." (Eine Heilerziehungspflegeschülerin)

*Gut:* Schüler konnte sich bewähren und dafür selbst loben.
*Gut:* Durchsprechen der Situation unmittelbar danach von seiten des Anleiters.
*Nicht so gut:* Zunächst hätte der Schüler für seine Leistung gelobt werden müssen, dann wäre er vielleicht noch offener für weitere Anregungen gewesen.

**Beispiel 3**

„Was ich an unserem Team vor allem schätze, ist, daß nicht bloß rumgemeckert wird, wenn was verbockt wurde, sondern daß auch ehrlich gesagt wird, wenn mal was gut läuft. Daß einem die anderen da sozusagen auf die Schulter klopfen. Und daß alle mal loben und nicht bloß meine Mentorin, obwohl die mich auch oft bestärkt, gerade wenn ich mich unsicher fühle. So ein Lob motiviert doch tausendmal mehr als alles Geschimpfe." (Eine Altenpflegeschülerin)

*Gut:* Lob und Tadel werden gleichermaßen geäußert.
*Gut:* Lob nicht nur vom Anleiter, sondern im Austausch zwischen allen Mitarbeitern.
*Gut:* Bestärkung seitens des Anleiters, wenn der Schüler unsicher ist. Tadel würde ihn hier eventuell nur noch ängstlicher machen.
*Nicht so gut:* Es wird nicht deutlich, inwieweit das Lob „konstruktiv" ist, das heißt ob es begründet wird. Handelt es sich möglicherweise um „inflationäres" Lob? Das Gleiche gilt für den Tadel – wird da nur „gemeckert" oder auch korrigiert?

**Lob motiviert**

Die erwiesenermaßen wirksamste Möglichkeit zur Steuerung von Lernprozessen – die sich darüber hinaus noch ganz allgemein äußerst positv auf das Arbeitsklima auswirkt! – ist das Lob. Wenn ich als Anleiter möchte, daß der Schüler eine Verhaltensweise beibehält, vielleicht noch ausbaut, sollte ich ihn dafür loben. In der Regel wird ihn dieses Lob sogar zu noch besseren Leistungen motivieren.

**Lob hat viele Gesichter**

Lob und Anerkennung können dabei viele Gesichter haben: Lächeln, Blickkontakt, ausdrückliche Anerkennung, Übertragung verantwortungsvollerer Aufgaben, die Möglichkeit für den Schüler, eine Idee, die er eingebracht hat, umzusetzen usw., der Phantasie sind keine Grenzen gesetzt.

Eine Bestärkung ist übrigens auch, wenn irgendwelche Negativ-Maßnahmen, die „zur Strafe“ verhängt wurden, wieder aufgehoben werden. Der Schüler etwa, der, nachdem er einen schwerwiegenderen Fehler gemacht hatte, in seiner Arbeit genauer beobachtet wurde, freut sich, wenn ihm zum ersten Mal wieder die selbständige Erledigung einer Aufgabe übertragen wird.
Umgekehrt kann es als „Strafe“ empfunden werden, wenn positive Konsequenzen ausbleiben (s. Bsp. 1). Bei sensibleren Schülern genügt es oft bereits, wenn man bestimmte, noch nicht so perfekte Abläufe „mit Schweigen übergeht“.

**Achtung! Nicht auf Fehler fixiert sein!**

Es ist nicht zu leugnen, daß wir im allgemeinen stärker auf das Negative fixiert sind.

Dinge, die schieflaufen, unseren Ärger erregen, fallen stärker ins Auge als reibungslose, korrekte Abläufe. Dazu kommt in der Anleitungsfunktion die Aufgabe, gerade auf die eventuellen Fehler bei der Arbeit des Schülers zu achten, sie deutlich zu machen und richtigzustellen.

**Fachliches Lob hilft lernen**

Wir verlieren dabei leicht aus dem Auge, daß man gerade durch Lob, wenn es wie etwa im zweiten Beispiel fachlich untermauert wird, durchaus eine Menge lernen kann.

**Lob ist nicht gleich Lob**

Ein Lob, das wirklich eine positive, beflügelnde und motivierende Wirkung hat, muß allerdings zwei Bedingungen erfüllen:

- es muß echt sein und ehrlich klingen,
- es muß konkret und begründet sein.

**So nicht!**

Das heißt, Lob darf nicht zur billigen Münze verkommen, die man wahllos ausstreut.
Lob darf auch nicht zweifelhaftes Mittel zum Zweck werden, um Mitarbeiter auf bequeme Art zu Höchstleistungen anzuspornen.
Und schließlich sollte Lob keinesfalls als verkappte Kritik daherkommen, etwa: „Das Angehörigengespräch gestern haben Sie ja ganz gut gedeichselt, wenn Sie so auch Ihre andere Arbeit machen würden ...“
Grundsätzlich sind an eine positive Rückmeldung dieselben Forderungen zu stellen wie an eine negative. (S. „Rückmeldungs-Knigge“, S. 65)

Anregung 1: Stellt man sich eine „normale“ Anleitungssituation vor, die ja immer auf die Kenntnisse des Schülers zugeschnitten sein sollte, so müßten die Wahrscheinlichkeiten für Lob und Tadel etwa gleich hoch sein. Führen Sie einmal im Geiste oder mit Hilfe einer Tabelle Buch über die Häufigkeit, mit der Sie in der Anleitungssituation loben/tadeln.

| Tag | Anlaß | Lob (Art) | Tadel (Art) |
|---|---|---|---|
| ► | ► | ► | ► |
| ► | ► | ► | ► |
| ► | ► | ► | ► |
| ► | ► | ► | ► |
| ► | ► | ► | ► |
| ► | ► | ► | ► |
| ► | ► | ► | ► |

Anregung 2: Testen Sie die Wirkung des Lobes! Versuchen Sie, bewußt auf die Dinge zu achten, die richtig laufen, die der Schüler gut macht und signalisieren Sie ihm Ihre Anerkennung dafür. Erproben Sie dabei bewußt auch neue Strategien des Lobens. Wichtig ist natürlich, daß das Lob auch wirklich begründet und ernst gemeint ist, wie oben gesagt.

## „Das sollten Sie das nächste Mal anders machen!“ – Tadel, negative Kritik

Leider kommen wir mit Loben allein in der Anleitungssituation, in der ja zwangsläufig noch vieles falsch oder doch zumindest noch nicht optimal gemacht wird – und auch falsch gemacht werden darf –, nicht zurecht. Der Anleiter wird sich immer wieder veranlaßt sehen, den Schüler zu korrigieren und ihn auf Fehler oder bessere Strategien hinzuweisen.

**Beispiel 1**

„Mir war ja selbst klar, daß ich was falsch gemacht habe. Aber daß ich so vor der Patientin angeschnauzt wurde, als wäre ich eine Idiotin, das hat mich wütend und traurig zugleich gemacht. Ich hab’ mich total hilflos und ausgeliefert gefühlt. Für mich war meine Anleiterin damit erledigt.“ (Eine Krankenpflegeschülerin)

*Schlecht:*

- Tadel vor dem Betreuten,
- emotionaler, unsachlicher Ton des Tadels,
- Schüler kann sich nicht äußern, fühlt sich pauschal abgewertet.

**Beispiel 2**

„Bei meiner ersten selbständig durchgeführten Ganzwaschung, bei der meine Anleiterin zuschauen wollte, ist mir gleich ein grober Schnitzer unterlaufen. Ich hatte die Bewohnerin nicht sicher gelagert, so daß sie wegzurutschen drohte. Sie ist etwas verwirrt und hat sowieso immer Angst zu fallen und schimpfte auch gleich los, obwohl noch gar nichts passiert war. Ich erschrak fürchterlich, in der ersten Schrecksekunde wußte ich überhaupt nicht, wo ich zuerst zufassen sollte. Prima war meine Anleiterin. Sie zeigte mir, wie ich Frau B. stützen sollte und beruhigte Frau B. zugleich, sie bräuchte keine Angst zu haben, ich hätte die Sache voll im Griff. Und das stimmte dann auch, alles andere ging glatt. Nachher draußen hat sie mich dann nochmal auf den Patzer angesprochen und ich konnte auch bei anderen Sachen fragen, was ich besser machen kann." (Eine Altenpflegeschülerin)

*Gut:*

- Konkrete korrigierende Hilfestellung,
- Nachgespräch unter vier Augen,
- sachliche, sowohl für den Betreuten als auch für den Schüler beruhigende Form des Eingreifens.

**Kritik eröffnet Möglichkeiten**

Möchte ich, daß ein Schüler sich eine Verhaltensweise oder einen Arbeitsgang abgewöhnt, so werde ich ihm dies sagen und versuchen, gemeinsam mit ihm zu erarbeiten, wie er es besser machen kann – ich biete ihm mit meiner Kritik also zugleich neue, bessere Verhaltensmöglichkeiten an.

**Der Ton macht die Musik**

„Aus Fehlern lernen wir", wenn auch nicht besonders gern, denn keiner läßt sich gern seine Fehler vorhalten.

▶ Max Frisch hat deshalb einmal geschrieben: „Man sollte dem anderen die Wahrheit wie einen Mantel hinhalten, daß er hineinschlüpfen kann, und sie ihm nicht wie einen nassen Lappen um die Ohren schlagen."

Stärker noch als beim Lob ist beim Tadel die Form dafür entscheidend, ob ich als Anleiter mein Ziel erreiche, ob ich Verhalten korrigieren kann. Im Gegensatz zur landläufigen Mei-

nung hat Tadel oder negative Kritik nichts mit Wut oder Ärger beim Tadelnden oder beim Getadelten und auch nichts mit „jemanden eine reinwürgen“ zu tun.
Daß solche negativen Gefühle mit Tadel verbunden werden, liegt häufig an der aggressiven oder verletzenden Form, in der er vorgetragen wird – oder in der Überempfindlichkeit des Empfängers (s. „Kommunikationspannen“, S. 55f).

**Gefühls- und Sachebene trennen**

Nun sind Anleiter auch nur Menschen, und wenn ein Schüler trotz aller Korrekturen immer wieder dieselben Fehler macht, ärgern wir uns einfach.
Wichtig ist hier wieder in erster Linie, Emotion und Kritik bzw. negative Rückmeldung nicht zu vermischen!

**Vom Sender zu beachten: Ich- statt Du-Botschaften**

Ich kann zwar sagen: „Es macht mich wütend, daß Sie diesen Fehler immer noch machen.“ Doch ich sollte mich hüten, zu sagen: „Menschenskind, haben Sie denn immer noch nicht kapiert, wie's geht? Sie können wohl überhaupt nichts richtig machen!“

■ Anregung: Beobachten Sie sich einmal selbst und achten Sie darauf, wie oft Sie beim Tadeln Gefühl und Sachkritik miteinander vermischen. Versuchen Sie bewußt, beides getrennt auszudrücken, im Tadeln immer sachlicher zu werden.

**Körpersprache**

An dieser Stelle kommt außerdem in besonderem Maße die Körpersprache ins Spiel. Erfahrungsgemäß fallen negative Rückmeldungen, die im Stehen, möglicherweise noch frontal, geäußert werden, schroffer aus. Die Körpersprache wird in dieser Haltung massiver, man gestikuliert mehr, die Formulierungen kommen emotionaler heraus. Oft kann daher eine negative Rückmeldung schon dadurch sachlicher und für den Kritisierten „annehmbarer“ gestaltet werden, daß sie im Sitzen erfolgt.
Damit negative Kritik für den angestrebten Lernprozeß fruchtbar ist, sollte der Kritisierende sich grundsätzlich vor Pauschalisierungen hüten und nicht über das Ziel hinausschießen. Außerdem darf Kritik nie persönlich werden, das bringt sachlich nichts und gefährdet nur die Beziehung.

**Wie Kritik nicht sein sollte**

Aus einen kurzen Nenner gebracht, sollte Kritik

- nie emotional sein,
- nie beleidigend sein,
- nie unsachlich sein,
- nie unbegründet sein,
- nie verallgemeinernd sein.

Wichtig ist, den Schüler zuerst immer auch selbst zu fragen, was aus *seiner* Sicht zu verändern und besser zu machen ist.

**Spiegeln statt Werten**

In der Rückmeldung ist es hilfreich, Wertungen zu meiden und statt dessen einfach sachlich die eigenen Beobachtungen wiederzugeben. Also nicht: „Das war schlecht oder falsch“, sondern: „Die Patientin hat keinen Halt im Rücken“ o. ä. Auf diese Weise wird dem Schüler sein Verhalten gespiegelt, ohne es zu werten.

**Vom Empfänger zu beachten: Kritikfähigkeit ist lernbar**

Gerade im Umgang mit Tadel wird aber auch der Beziehungscharakter des Geschehens besonders deutlich. Immerhin wird hier nicht nur vom Kritisierenden, sondern in besonderem Maße auch vom Gegenüber einige Reife verlangt. Die meisten Menschen tun sich schwer damit, Tadel anzunehmen, meist überlagert die Gefühlsebene auch beim Empfänger die Ebene sachlicher Kompetenz.
Wie oft reagieren wir allzu rasch verletzt, verärgert oder beleidigt, selbst da, wo wir ganz sachlich vorgetragener Kritik begegnen. Wir weigern uns, die Kritik zu nutzen, wir weisen sie zurück, indem wir uns verteidigen, „zurückschlagen“ oder tagelang über die uns widerfahrende Kränkung nachgrübeln.

**Beziehungsebene muß stimmen**

Hier zeigt sich, ob die Beziehung zwischen dem Kritiker und dem Kritisierten stimmt, d. h., der Kritisierte muß sich trotzdem weiterhin ernstgenommen und wertgeschätzt fühlen können und der Kritisierende sollte dies auch in seiner Kritik zum Ausdruck bringen.
Umgekehrt scheuen wir oft davor zurück, Kritik zu äußern, um die Beziehung zum anderen nicht zu gefährden bzw. versuchen als Kritisierende die Beziehung noch einzurenken („Seien Sie mir nicht böse, aber ...“). (S. auch Kap. 11 „Beurteilung“, S. 173ff)
Es gilt also nicht nur, die sachlichen und emotionalen Anteile zu trennen.

> Vielmehr geht es darum, noch in der Kritik die Beziehung in wertschätzender Weise aufrechtzuerhalten, ohne sich in der Sache beirren zu lassen.

**Kritikfähigkeit gehört zur Autorität**

Dem Anleiter bleibt gegenüber einem schnell beleidigten Schüler oft nur der Weg, als Vorbild zu wirken und selbst ein Beispiel für Offenheit und Kritikfähigkeit zu geben (vgl. 3.8, S. 77). Kritikfähig sein heißt, begründeten Tadel sachlich annehmen können.
(„Stimmt, da habe ich einen Fehler gemacht. Gut, daß Sie mich darauf hingewiesen haben. Ich werde den Fehler korrigieren, bzw. ich werde in Zukunft darauf achten.“).
*Kritik ist Information* – das sollten Sender und Empfänger berücksichtigen.
Eine solche Kritikfähigkeit läßt sich erarbeiten und einüben, auch wenn man dabei manchmal „über den eigenen Schatten

springen“ muß. Auf jeden Fall ist sie ein wesentlicher Bestandteil echter Autorität (vgl. 2.3, S. 28ff).

## Rückmeldungs-Knigge

Nach dem Gesagten ergeben sich die folgenden Gesichtspunkte für eine „konstruktive“ Rückmeldung, d. h., eine Rückmeldung, aus der der Schüler etwas lernen kann und die ihn fachlich weiterbringt, ohne ihn zu demotivieren, auch wenn sie ihn auf Fehler hinweist:

Konstruktive Rückmeldung ist

- *rasch.* Sie erfolgt möglichst unmittelbar nach der entsprechenden Situation, nicht etwa erst Tage später oder gar erst beim Auswertungsgespräch nach der Praxisphase.
- *direkt.* Nicht um den heißen Brei herumreden!
- *grundsätzlich sachlich.* Sie ist immer auf das Verhalten des anderen bezogen, nie auf seine Person.
- *konkret.* Sie ist an einer konkreten Verhaltensweise festgemacht und nie allgemein formuliert. (Der Satz, „Du machst immer alles falsch“, ist keine Rückmeldung!)
- *begründet, konstruktiv* und *informativ.* Sie zeigt nie einfach nur fehlerhaftes Verhalten, sondern enthält immer auch Verbesserungsvorschläge.
- *höflich* und nie verletzend oder abwertend.
- *ein Vier-Augen-Gespräch* und erfolgt nicht vor versammelter Mannschaft, vor dem Team oder vor Betreuten.
- *integrierend.* Sie bezieht den anderen ein, fragt ihn nach seinem Eindruck und eigenen Verbesserungsvorschlägen.
- *nicht auf das Negative fixiert*, sondern betont jeweils auch die richtigen Verhaltensanteile. Das erleichtert dem anderen das Lernen: „Das läuft schon ganz gut, das kann noch besser werden.“
- *möglichst oft positiv.* Lob bewirkt mehr als Tadel.

**Richtschnur:** Wir sollten so Rückmeldung geben, wie wir uns selbst Rückmeldung wünschen würden.
Lob und Tadel, positive und negative Rückmeldung sollten sich nach Möglichkeit wenigstens annähernd die Waage halten.

■ Anregung: Überlegen Sie anhand der Kriterien für eine richtige Rückmeldung, welche Punkte Sie in Zukunft eventuell stärker berücksichtigen wollen.

Was du nicht willst, daß man dir tu' ...

▶ „Was hindert uns eigentlich daran,
das zu tun,
was wir von den anderen erwarten?",
fragte Herr Z. (Kurtmartin Magiera)

### Rückmeldung von anderen Beteiligten

Team

Eine wichtige Rolle im Lernprozeß kommt den anderen Mitarbeitern und vor allem den Betreuten zu. Lob oder Tadel von Kollegen beeinflussen den Schüler ebenso wie die Rückmeldung seines Anleiters. Wichtig ist deshalb, daß im Blick auf betreuerische und pflegerische Maßnahmen vom gesamten Team ein einheitliches Konzept vertreten wird (s. „Standards", Kap. 10, S. 165ff). Der Schüler kann sonst verunsichert werden, wenn ihn z.B. ein Mitarbeiter für ein Verhalten tadelt, das der Anleiter ihm so gezeigt hat.

Betreute

Fast noch stärker als durch die Reaktionen der Kollegen wird das Verhalten des Betreuenden aber sicherlich durch die Reaktionen der Betreuten bestimmt. Gerade den in seinem Handeln noch nicht so routinierten Schüler freut die Zuwendung und Dankbarkeit der Betreuten doppelt.
Dem Anleiter fällt in dieser Situation die Aufgabe zu, darauf zu achten, daß nicht eine allzu enge „verschworene Gemeinschaft" zwischen Schüler und Betreutem entsteht („Ach bin ich froh, daß Sie heute Dienst haben. Nur Sie machen das so, wie ich es möchte.") Das bringt Unfrieden und entfremdet den Schüler dem Team.
Manche Schüler brauchen auch eine gewisse Hilfestellung, damit sie sich nicht von den Wünschen und Forderungen der Betreuten „auffressen" lassen. Hier ist es am Anleiter, den Schüler die *Balance von Nähe und Distanz* erleben und erspüren zu lassen, die lebensnotwendig ist, um einen sozialpflegerischen Beruf ausüben zu können (vgl. 2.5, S. 35ff; 3.3, S. 48ff).

## 3.6 „Hör mir bitte zu" – Gespräche in emotional belastenden Situationen

Aspekte des Gesprächs

Einige Aspekte, die im Grunde in jeder Gesprächssituation eine Rolle spielen, werden in Problemgesprächen doppelt wichtig:

- Zum Gespräch gehört auch das, was wir *ohne Worte* sagen.
- Gespräch braucht *Partner*, kein Von-oben-herab-Reden.

- Gespräch braucht *Zeit* und *Raum*.
- Gespräch braucht echte *Zuwendung*, die sich schon in Körperhaltung und Mimik ausdrückt.
- Gespräch heißt, wirklich *zuhören*, mit Geduld und Interesse.

Ein Negativ-Beispiel:

> „Mein neuer Anleiter hatte sich meinen Praxisbogen angesehen, und da stand auch Begleitung eines Sterbenden als Aufgabe. Als eine alte Frau im Sterben lag, sagte er, ich sollte bei der Frau bleiben. Ich kannte die Frau so gut wie gar nicht. Es war eine echte Horror-Erfahrung für mich, zumal auch hinterher keiner mit mir darüber redete. Seither habe ich immer Panik, wenn jemand stirbt, daß ich zu ihm ins Zimmer muß." (Eine Altenpflegeschülerin)

**Belastende Erlebnisse - ohne Begleitung eine Gefahr**

In der Arbeit mit kranken, alten oder behinderten Menschen wird der Schüler zwangsläufig immer wieder mit psychisch extrem belastenden Situationen konfrontiert, die ein Mensch eigentlich gar nicht allein verarbeiten kann.
Wird in diesen Situationen keine entsprechende Hilfestellung und Begleitung angeboten, so besteht die große Gefahr, daß der Schüler entweder psychisch und physisch unter der Belastung zusammenbricht, krank wird, oder die Ausbildung abbricht.
Oder er versucht, sich gegen die Belastung zu schützen, und zwar auf eine für ihn und seine Beziehungsfähigkeit negative Weise.

**Abstumpfung aus Ratlosigkeit**

Solche „negativen Bewältigungsstrategien", die aus der eigenen Hilflosigkeit und Verlassenheit erwachsen und bei erfahrenen Kräften und Anleitern ebenso vorhanden sein können wie bei „Neulingen", sind:

- *Verdrängung*: Das Erlebte wird einfach „zugedeckt" und totgeschwiegen.
- *Rationalisierung*: Der Pflegende/Betreuer geht in einer extrem sachlichen, distanzierten Weise mit dem Leiden der Betreuten um. Der Schwerkranke wird zum „Pflegefall", der Sterbende zur Nummer. Die Sprache ist dabei von Fachjargon geprägt („Der Dekubitus in Zimmer 8.").
- *Bagatellisierung*: Der Pflegende/Betreuer reagiert „abgebrüht", betrachtet Belastungssituationen als alltäglich und ist stolz darauf, sich dadurch nicht aus der Ruhe bringen zu lassen.
- *Dehumanisierung*: Der Pflegende/Betreuer betrachtet Belastungssituationen als „lästige Störung" und reagiert ärgerlich auf sie.

Hat ein Anleiter sich einen solchen Schutzpanzer zugelegt, werden an ihm zwangsläufig auch ein Gutteil der Nöte des Schülers abprallen.

Die Entstehung negativer Schutzmechanismen hat sehr viel mit der beruflichen Sozialisation des einzelnen zu tun, d. h. mit dem, was er im Laufe seiner Berufstätigkeit erlebt hat und was ihn geprägt hat.
Welcher Grundhaltung begegnete *er* bei seinen Anleitern, welche positiven Bewältigungsstrategien wurden ihm vermittelt? Wurde er in schwierigen Situationen alleingelassen oder aufgefangen? (Vgl. die Ausführungen zur Vorbildfunktion des Anleiters in 3.8, S. 77)
Gerade im Fall schwerer psychischer Belastung ist der Anleiter ein besonders wichtiger Ansprechpartner.

## Die wichtigste Gesprächstechnik: Zuhören

„Was die kleine Momo konnte wie kein anderer, das war: Zuhören. Momo konnte so zuhören, daß dumme Leute plötzlich auf sehr gescheite Gedanken kamen. Nicht etwa, weil sie etwas sagte oder fragte, was den anderen auf solche Gedanken brachte, nein, sie saß nur da und hörte einfach zu, mit aller Aufmerksamkeit und Anteilnahme. Sie konnte so zuhören, daß ratlose und unentschlossene Leute auf einmal genau wußten, was sie wollten. Oder daß Schüchterne sich plötzlich frei und mutig fühlten. Oder daß Unglückliche und Bedrückte zuversichtlich und froh wurden. Und wenn jemand meinte, sein Leben sei ganz verfehlt und bedeutungslos und er selbst nur irgendeiner unter Millionen, einer auf den es überhaupt nicht ankommt und der ebenso schnell ersetzt werden kann wie ein kaputter Topf – und er ging hin und erzählte alles das der kleinen Momo, dann wurde ihm, noch während er redete, auf geheimnisvolle Weise klar, daß er sich gründlich irrte, daß es ihn, genau so wie er war, unter allen Menschen nur ein einziges Mal gab und daß er deshalb auf seine besondere Weise für die Welt wichtig war.
So konnte Momo zuhören!" (Aus: „Momo" von M. Ende)

**Sich-aussprechen dürfen**

Nach einer belastenden Erfahrung kann es bereits eine ungeheure Entlastung sein, sich nur aussprechen zu dürfen, vorbehaltlos sagen zu dürfen, was man empfindet. Es bedarf dazu nicht viel mehr als eines offenen, zugewandten Zuhörers, in unserem Fall des Anleiters, der dem Schüler signalisiert, daß er Zeit für ihn hat

und daß dieser alles sagen darf, was er möchte, ohne Angst, vom Anleiter verurteilt oder zurechtgewiesen zu werden.
Ein anderer Text sagt besser als alle theoretischen Erklärungen, was damit gemeint ist:

> „Wenn ich dich bitte, mir zuzuhören, und du fängst an, mir Ratschläge zu geben, dann hast du nicht getan, was ich von dir wollte.
> Wenn ich dich bitte, mir zuzuhören, und du beginnst, mir zu sagen, warum ich nicht so fühlen sollte, dann trittst du meine Gefühle mit Füßen.
> Wenn du aber einfach akzeptierst, daß ich so fühle, egal wie unverständlich es dir in deiner Situation ist, dann kann ich aufhören mit dem Versuch, dich zu überzeugen und kann daran gehen, zu verstehen, was hinter meinem Gefühl steht und mich damit auseinandersetzen."
> (Ray Houghton)

## Das einfühlende Gespräch

**Einfühlsame Begleitung**

Das *Gespräch* in belastenden Situationen verlangt aber noch mehr als einen guten Zuhörer (C. Rogers).

Wenn ich einen Menschen einfühlend begleiten will, sollte ich

- aufmerksam für seine verborgenen Hilferufe sein,
- vor allem auf die *Gefühle* eingehen, die er ausdrückt, und sie zulassen,
- Gesprächspausen aushalten, ohne sie gleich überbrücken zu müssen,
- in meinen eigenen Gefühlen echt sein, je nachdem auch zu meiner eigenen Hilflosigkeit stehen,
- den andern das Gespräch bestimmen lassen und auf seine Bedürfnisse reagieren,
- ihm keine Patentlösungen oder Ratschläge zumuten,
- dem anderen auch ohne Worte, durch Lächeln, einen Blick, eine Berührung, meine Zuwendung zeigen.

**„Gesprächskiller"**

Die sieben Todsünden beim einfühlsamen Gespräch:

- über die Gefühle des Gesprächspartners wegreden,
- ihm ins Wort fallen, ihm das Wort aus dem Mund nehmen,
- Ratschläge erteilen,
- gleich eigene Erfahrungen zitieren: „... so ging's mir auch bei meinem ersten sterbenden Heimbewohner ...",
- Gemeinplätze: „So ist halt das Leben",
- Herunterspielen der Gefühle des anderen: „Nun stellen Sie sich mal nicht so an, es war ja nicht Ihre Mutter, die gestorben ist",

- Zusammenreiß-Appelle: „Nun lassen Sie sich mal nicht so hängen. Sowas muß man in dem Beruf wegstecken können."

Wer als Anleiter die oben genannten Gesichtspunkte in schwierigen Gesprächen mit dem Schüler beherzigt und sich darin übt, die „Todsünden" immer mehr zu meiden, wird dem Schüler ein echter Begleiter sein können.
Wirkliches Begleiten verlangt einerseits weniger von uns, als wir meist denken, andererseits mehr:

**Begleiten**

„Ich verlange nicht von dir, daß du mir vorausgehst, denn vielleicht würde ich dir nicht folgen.
Ich verlange nicht, daß du hinter mir gehst, denn vielleicht würde ich mich nicht auf dich stützen.
Ich wünsche mir nur, daß du neben mir hergehst und mich begleitest, während ich tastend und zögernd versuche, meinen Weg zu finden." (Verfasser unbekannt)

Es ist schwierig, etwas so Komplexes wie ein einfühlendes Gespräch in verallgemeinerter Form darzustellen. Dennoch soll es hier versucht werden. Und zwar ganz bewußt anhand eines konkreten Falles, der deutlich macht, daß es dabei keineswegs nur um etwas so Schwerwiegendes wie den Beistand nach einer Sterbebegleitung gehen muß. Ein einfühlendes Gespräch ist immer dann angezeigt, wenn dem Schüler etwas in seiner Arbeit schwer zu schaffen macht, wie in unserem Beispiel:

**Protokoll eines einfühlenden Gesprächs**

Bernd ist im ersten Ausbildungsjahr zum Heilerziehungspfleger. Er fiel bisher durch sein engagiertes, dabei selbstsicheres Verhalten auf, brachte zahlreiche Vorschläge zur Gestaltung des Gruppenalltags ein und führte schon selbständig einen Kurzausflug mit Bewohnern durch. Nur um den rein pflegerischen Umgang mit den zum Teil recht schwer behinderten Bewohnern „drückt" er sich, wo es geht, was ihm von einigen älteren Mitarbeitern angekreidet wird. Ihrer Ansicht nach pickt er sich die „Rosinen" aus dem Betreuungsalltag. Seit einiger Zeit merkt Bernds Mentorin, daß er sich stärker zurücknimmt, bei Gesprächen stiller ist. Sie schiebt es auf den größeren Streß, da der erste Besuch des Fachlehrers aus der Schule ansteht. Eines Abends spricht Bernd sie im Stationszimmer an:
B.: „Gut, daß ich dich grade erwische. Ich wollte dich schon längere Zeit was fragen." *Der Schüler deutet an, daß er die Frage schon länger mit sich herumträgt, es also wohl mehr als eine reine Informationsfrage ist.*
M.: „Klar, setz' dich doch. Ist es was Wichtiges?"

*Die Mentorin zeigt ihre Gesprächsbereitschaft, sie „gibt B. Zeit und Raum" (s. o.) Mit der Frage nach der Wichtigkeit war sie allerdings wohl schon zu weit vorgeprescht, wie die eher abwehrende Reaktion des Schülers zeigt.*
B., setzt sich, lacht: „Na ja, soo wichtig auch wieder nicht. Es geht nochmal um diese Lehrprobe am Donnerstag."
*Der Schüler wertet sein Anliegen gleichsam ab und macht es an einer eingegrenzten Sachfrage fest.*
M.: „Mhm. Den Ablauf hatten wir ja soweit besprochen. Ist noch was unklar?"
*Auch hier könnte die Mentorin vorsichtiger sein. Immerhin enthält ihre Frage keine Festlegung rein auf die Sachebene, z. B. „Was ist noch unklar"?*
B., nach einer Pause eher zögernd: „Unklar nicht direkt."
*Wieder zieht sich der Schüler zurück, schwächt seine Aussage von vornherein ab.*
M.: „Aber?"
*Die Mentorin spricht B.'s unausgesprochenes „Aber" aus, zwingt ihn damit – wenn auch nicht sehr sanft – zum Weiterreden. Behutsamer wäre zu sagen: „Aber da macht dir noch was Kopfzerbrechen ..."*
B.: „Ich wollte fragen, ob ich vielleicht für die Einheit nicht Herrn K., sondern einen fitteren Bewohner nehmen kann."
*Das Problem ist damit – vordergründig und als Sachproblem – auf dem Tisch.*
M.: „Mhm. ... Herr K. braucht ziemlich viel Hilfestellung."
*Die Mentorin kennt B's Schwierigkeiten und kann aus dieser Kenntnis heraus auf den möglichen Kern des Problems vorstoßen. Sie bohrt nicht nach („Warum willst du das?"), sie argumentiert auch nicht („Das geht leider nicht, weil ..."), sondern bringt B.'s Aussage einfach auf den Punkt. Ganz wichtig – sie bietet die Hilfsbedürftigkeit Herrn K.'s als Ursache für B.'s Ängste nur an. Sie sagt nicht: „Du traust dich nicht an Herrn K. heran, weil du pflegerisch unsicher bist." o. ä. Ab hier wird das Gespräch zum„einfühlenden Gespräch".*
B.: „Genau. Und da stelle ich mich doch oft so tapsig an. Bei einem anderen Bewohner ... Ich weiß nicht, das liegt mir einfach nicht so."
*B. fühlt sich offenbar von der Mentorin verstanden und deutet nun genauer an, was ihm zu schaffen macht. Seinen Verweis auf die Sachebene, „ein anderer Bewohner", baut er gar nicht weiter aus. Er wartet gleichsam, ob die Mentorin seine Botschaft aufnimmt, ob sie ihn begleiten will.*
M.: „Bei so pflegerischen Hilfen fühlst du dich nicht so wohl ..."
*Die Mentorin versucht B.'s Gesamtgefühl zu erfassen.*
B., lebhaft: „Überhaupt nicht. Das geht mir total gegen den Strich. Wenn ich die Leute anfassen muß, und dann noch mit dem richtigen Griff ..."

*B. fühlt sich verstanden, kann sich öffnen. Es geht nun nicht mehr um die Sachfrage vom Anfang, sondern um ein viel tieferes Problem.*
M.: „Ist es vor allem der Körperkontakt, der das so schwierig für dich macht ...?"
*Die Mentorin versucht auszuloten, ob die Schwierigkeit im Körperkontakt liegt, oder ob da noch anderes mitschwingt.*
B.: „Ja, auch. Ich komm' mir dabei komisch vor. Aber noch mehr habe ich Angst, was falsch zu machen, jemand fallen zu lassen oder so ... Ich hatte schon immer zwei linke Hände, damit haben sie mich schon als Kind aufgezogen." Er lacht wieder.
*B. präzisiert. Deutlich spricht er zwei Gefühle an, eines nennt er sogar mit Namen, die Angst, jemand zu verletzen. Auch eine Ursache für seine Haltung wird ansatzweise deutlich – er hat sich schon immer ungeschickt angestellt und wurde dafür ausgelacht. B.'s Lachen und der Verweis auf seine „linken Hände" soll die Situation, die plötzlich sehr dicht und persönlich geworden ist, wohl etwas lockern.*
M., lacht auch: „Da verläßt du dich lieber auf deinen Kopf und dein Mundwerk."
*Die Mentorin geht auch hier auf den Rückzieher des Gesprächspartners ein, sie reagiert eher humorvoll, läßt es zu, daß das Gespräch wieder „leichter" wird.*
B.: „Genau, ich glaube, da liegen meine Stärken. Da kann ich den Bewohnern echt was geben."
*Der Schüler fühlt sich verstanden. Er drückt ein weiteres Gefühl aus, wenn auch in versachlichter Form, „Den Bewohnern etwas geben wollen".*
M., nach einer Pause: „Und was sagen deine Hände dazu?"
*Die Mentorin spürt, daß B. sich gefangen hat und geht wieder eher auf die Grundproblematik ein. Sie fragt allerdings nicht nach den Gefühlen, sie läßt die Hände zu ihrem Symbol werden. Trotzdem könnte schon diese Frage in vielen Fällen zu „hart" sein, müßte durch etwas Vorsichtigeres ersetzt werden, z. B. „Du magst die Bewohner wirklich."*
B., verdutzt: „Was?" – „Ach so. Na ja, die würden, glaub' ich, manchmal gern mehr mitmischen ... Bei manchen Bewohnern, zu denen ich einen besonderen Draht hab', z. B. Herr D., da traue ich mir schon mehr zu. Wir sind ein richtig gutes Team, er sagt mir auch, wenn ich ihn mehr stützen soll ... Bei ihm habe ich eigentlich gar nicht das Problem."
*Der Schüler wird durch die merkwürdige Frage angeregt, über sich nachzudenken, Neues zu entdecken.*
M.: „Dabei ist Herr D. doch wirklich pflegebedürftig."
*Die Mentorin unterstützt die Überlegungen B.'s, läßt ihn aber selbst seinen Weg finden.*
B.: „Stimmt eigentlich ... Das ist mir gar nie so aufgefallen. Bei ihm habe ich gar nie die Angst, was falsch zu machen. Ich mag

ihn einfach. Wenn ich es mir jetzt so vorstelle, wäre es, glaube ich, auch kein Problem für mich, ihn noch intensiver zu pflegen.“
*Der Schüler entwickelt während des Redens eine neue Sicht, ja sogar schon Ansätze für eine Lösung.*
M., lächelnd: „Herr D. mag dich auch, das merkt man.“
*Die Mentorin bestätigt B. in seiner Sichtweise.*
B., lächelt: „Ja.“
M.: „Mir scheint, in dir steckt mehr pflegerisches Talent, als du glaubst.“
*Die Mentorin versucht, B.'s neue Sicht, sein jetziges Gefühl, zusammenzufassen und ihn gleichzeitig zu ermutigen. Wichtig – sie hat die ganze Zeit keinerlei Ratschläge gegeben.*
B.: „Na, ich weiß nicht. Aber vielleicht hast du recht. Ich sollte mich wohl mal mehr getrauen. Auf meine Hände hören, wie du gesagt hast ... Vielleicht auch bei Herrn K. und auf jeden Fall bei Herrn D.“
*Für B. war die Deutung der Mentorin, er habe pflegerische Begabung zu sehr „übergestülpt“. Er formuliert aber ganz deutlich seine eigene Lösung.*
M.: „Das hast jetzt *du* gesagt. Aber es wäre sicher eine Idee.“
*Die Mentorin macht ganz klar deutlich, daß B. selbst es war, der die Lösung gefunden hat.*
In diesem Beispiel ging die Mentorin keineswegs auf alle mitschwingenden Gefühle und Belastungen B.'s gleich intensiv ein, z. B. wurde die Problematik mit dem Körperkontakt gar nicht weiter entfaltet. Trotzdem konnte der Gesprächspartner sich begleitet und ernstgenommen fühlen und lernte eine anfänglich belastende Situation neu sehen.

## 3.7 Wenn es einmal „hakt“ – Konflikte in der Anleiter-Schüler-Beziehung

**Konflikte machen Angst**

Bei allem Bemühen um eine „intakte“ Anleiter-Schüler-Beziehung, um eine gut funktionierende Kommunikation, werden sich Anleiter und Schüler nicht immer einig sein. Konflikte sind etwas Unausweichliches im zwischenmenschlichen Geschehen, ja sie sind notwendig für die Weiterentwicklung einer Beziehung und der Beziehungspartner. Permanente Einigkeit zwischen verschiedenen eigenständigen Persönlichkeiten wäre nicht nur zwangsläufig eine Illusion – sie wäre auch höchst langweilig.
Zum Problem werden Konflikte häufig eigentlich erst durch unsere Angst vor ihnen – ähnlich dem sonst völlig braven Hund, der erst durch das übertriebene Gebaren eines Hundephobikers irritiert wird und ihn schließlich wirklich anknurrt.

**Scheinlösungen**

Konflikte stören das Idealbild der Harmonie zwischen Anleiter und Schüler und werden deshalb häufig erst einmal unterdrückt oder verdeckt. Scheinlösungen, die viel Kraft kosten, werden vorgeschoben.

**Anpassung, Unterdrückung**

Wir versuchen uns verstärkt anzupassen, um dem anderen keinen Grund zum Konflikt zu geben, bauen eine Fassade auf, hinter der wir uns jedoch letztlich nicht wohl fühlen und hinter der die eigentlichen, unterdrückten Gefühle brodeln.

**„einseitige" Lösung**

Wir lösen den Konflikt einseitig, indem wir ihn auf den anderen abwälzen – *er* ist an allem schuld und soll dies und das tun. Das schränkt ihn natürlich in seinen Reaktionsmöglichkeiten stark ein und wird nicht zum Abbau der Spannung beitragen.

**Totschweigen**

Wir schweigen die konflikthaften Themen tot – was lediglich zu einem Zutagetreten der Spannung bei anderen Gelegenheiten führt.

**Abwerten**

Wir nehmen den anderen nicht ernst („Er ist ja noch so jung.") Das wird diesen entweder in die Konfrontation oder in den resignierten Rückzug treiben.

**Scheinharmonie**

Wir reden Harmonie herbei – „Im Grunde wollen wir ja dasselbe." Der Konflikt wird dann nach einiger Zeit erneut aufbrechen.

**Zerreden**

Wir lenken durch endlose Diskussionen vom eigentlichen Problem ab. Auch hier wird die Auseinandersetzung nur verschoben oder läuft auf einer unterschwelligen Ebene weiter – z. B. durch Tadeln des „aufmüpfigen Schülers" bei jeder Gelegenheit.

## Klärung der Spannungsursache – ein erster Schritt zur Lösung

Die positive Bewältigung des Konflikts wird häufig dadurch so schwierig, daß sich verschiedene Konfliktursachen mischen, die je gesondert erkannt und auch bearbeitet werden müssen. Zu klären ist:

**Beziehungs- oder Sachkonflikt?**

- Liegt die Ursache der Spannung auf der Ebene der *Beziehung*? (Beziehungskonflikt)
- Liegen unterschiedliche Interessen oder Zielvorstellungen im Hinblick auf *Sachinhalte* vor? (Inhaltskonflikt)

Meist mischen sich beide Ursachen. Wichtig ist, sich klarzumachen, daß emotional aufgeladene Konfliktanteile nicht mit rationalen Mitteln gelöst werden können – hier kommen wir um ein Ansprechen der Gefühle nicht herum. Erst dann können auch die sachlichen Probleme angegangen werden. (S. auch 3.4, S. 55ff)

## Konflikte angehen – die einzige Möglichkeit dauerhafter Lösung

Konfliktgespräch

Die ersten Schritte zur Konfliktbewältigung sind skizziert. Das folgende Beispiel eines „Konfliktgesprächs" zeigt, wie die eigentliche Lösung aussehen könnte.
Situation: Schüler Klaus hat sich mehrfach geweigert, mit Kollegen den Dienst zu tauschen. Es herrscht Unmut im Team und bei der Anleiterin. Die Anleiterin wird gebeten, Klaus erst einmal unter vier Augen auf sein Verhalten anzusprechen.

***1. Anmeldung der Störung***

*A.:* „Klaus, ich hätte dich gern mal einen Augenblick gesprochen. Komm, laß uns schnell hier reingehen, da sind wir ungestörter. – Also, kurz gesagt, wir, die anderen und ich genauso, haben Schwierigkeiten damit, daß du dich beim Diensttauschen immer drückst."
*K.:* „So sehe ich das aber gar nicht."

***2. Herausarbeitung der Bedürfnisse beider Partner***

*A.:* „Also ich empfinde das schon so. Du weißt, in unserem Beruf ist man extrem auf ein Zusammenhelfen angewiesen."
*K.:* „Ich habe eher das Gefühl, als Schüler wird von mir verlangt, immer ja zu sagen. Ich hab' aber Familie und kann nicht einfach ständig alle Pläne umschmeißen."
*A.:* „Das verstehe ich. Du kommst dir also ausgenutzt vor. Und du stehst praktisch zwischen zwei Fronten, Team und Familie."
*K.:* „Genau. Und das letzte Mal, als ich meine Frau wegen des Dienstes versetzt habe, in meiner vorigen Arbeitsstelle war das nämlich dauernd, da hat es solchen Zoff gegeben, das will ich nicht nochmal riskieren."
*A.:* „Kann ich verstehen. Aber kannst du dir vielleicht auch umgekehrt vorstellen, wie die Mitarbeiter auf dein Verhalten reagieren? Denen geht's ja ähnlich wie deiner Frau."
*K.:* „Ja, schon, das ist mir schon klar. Es tut mir ja auch leid, aber ich weiß einfach nicht ..."
*Falls das Einstellen auf die Bedürfnisse des anderen nicht so rasch gelingt, kann es hilfreich sein, einfach die Rollen zu „tauschen", und die Bedürfnisse und Gefühle des anderen zum Ausdruck zu bringen.*

***3. Umformulierung der Bedürfnisse in Wünsche***

*A.:* „Also laß uns das jetzt einfach mal kurz klarkriegen. Du wünscht dir, deine Familie nicht zu enttäuschen."
*K.:* „Ja."
*A.:* „Und wir wünschen uns, daß du manchmal einspringst. Was kann man da machen?"

***4. Ideensammlung***

*K.:* „Vielleicht, wenn wir eine ungefähre Reihenfolge festlegen würden – ich meine, daß eben wirklich jeder mal drankommt."
*A.:* „Wäre denkbar, klappt aber sicher nicht immer. Ein anderer Vorschlag wäre, daß wir irgendwelche Vergünstigungen einführen, so 'ne Art Freizeitausgleich ...."

*5. Einigung auf die beste Lösung*

*K.:* „Ich wär' schon zufrieden, wenn feststeht, daß die Einspringerei nicht zur Regel wird, wie bei meinem letzten Job."
*A.:* „Gut. Dann würde ich vorschlagen, daß wir das mal gemeinsam im Team besprechen."
*K.:* „Gut."

■ Anregung: Analysieren Sie das obige Beispiel im Hinblick auf den Kommunikationsstil der Anleiterin (s. 3.4, S. 52ff) und „einfühlende"Gesprächselemente (3.6, S. 69ff)

## Gesprächsfallen

An einigen Stellen kann das Konfliktgespräch festfahren oder eskalieren. Auch dem kann begegnet werden:

**Pausen**

Wenn das Gespräch zu emotional wird, keiner dem anderen mehr zuhört, ein Teilnehmer zum Beispiel in die Defensive gedrängt wird, während die anderen ihn angreifen, sollte eine kurze Schweige-Pause von einigen Minuten „verordnet" werden, bei der jeder die Augen schließt und kurz darüber nachdenkt, wie er sich gerade fühlt, wie es wohl den anderen geht, worüber eigentlich geredet wurde.

**Wünsche statt Vorwürfe**

Vorwürfe sollten nicht in Gegenvorwürfe münden. Wichtig kann sein, die Beteiligten zum Formulieren ihrer Wünsche zu ermuntern: „Sag mal, was du willst."

**„und" statt „aber"**

Ein Gespräch, in dem das Wort „aber" häufig vorkommt, ist festgefahren und dreht sich im Kreis. Hier kann es hilfreich sein, eine Pause einzulegen, und dann zu versuchen, jedes „Aber" durch ein „Und" zu ersetzen – „Du denkst so *und* ich denke so" – das schafft Gleichberechtigung.

■ Anregung: Versuchen Sie einmal, einen Konflikt, z. B. mit dem Schüler, anhand des hier Erarbeiteten anzugehen.

- Welche Scheinlösungen wurden vielleicht bisher gewählt?
- Wo sind die Inhalts-, wo die Beziehungsanteile des Konflikts?
- Planen Sie ein Konfliktgespräch und besprechen Sie es nach Möglichkeit anschließend mit AnleiterkollegInnen.

## 3.8 Der Anleiter als Vorbild – Lehren ohne Worte

„Zum Wichtigsten aus meiner eigenen Ausbildung gehört für mich die Erinnerung an zwei Stationsschwestern, die ich damals als Anleiterinnen erlebt habe. Vor allem die eine stand mir in meinem späteren Berufsleben immer wieder vor Augen. Dabei hat sie gar nicht viel mit mir geredet. Es war mehr ihre ganze Art. Wie sie war, wie sie mit den Patienten umging oder mit ängstlichen Angehörigen, das hat mich ungeheuer beeindruckt." (Eine Anleiterin in der Krankenpflege)

Anleiten heißt u. a. so etwas wie Vorbild sein, das wird immer wieder deutlich. Tatsächlich nimmt der Anleiter – psychologisch gesehen – über zwei ganz wesentliche Kanäle Einfluß auf den Lernprozeß beim Schüler: über das Lernen am Modell und über die Verhaltenskorrektur durch lobende oder negative Rückmeldungen (s. 3.5, S. 57ff).

### Sanftes Lernen

**Lehren durch Vormachen**

Das Lernen am Modell spielt in der Anleitungssituation eine äußerst wichtige Rolle. In seiner schlichtesten Form ist es Teil des in Kapitel 8 (S. 135ff) geschilderten „begleiteten Lernens": Der Anleiter macht etwas vor, der Schüler schaut zu und versucht das Gezeigte dann nachzumachen (*Nachahmungslernen*).

**Lehren durch Vorleben**

Doch darin erschöpft sich der pädagogische Einfluß des Anleiters bei weitem nicht. In gewisser Weise „lebt" er dem Schüler auch vor, was den Beruf des Alten-, Kranken- oder Heilerziehungspflegers ausmacht. Die Vorbildfunktion, die sich im einfachen Nachahmungslernen schon andeutet, wird in anderen Bereichen, etwa wenn es um den Umgang mit Betreuten, Angehörigen oder Mitarbeitern geht, ganz entscheidend. Dabei ist das Lernen am Modell eine besonders sanfte Form des Lernens, bei der der Lehrende nicht gezielt in das Verhalten des Lernenden eingreift, sondern ihn einfach durch das Vorleben eines vorbildhaften Verhaltens zu beeinflussen sucht.

Allein das Verhalten des Anleiters oder eines anderen Mitarbeiters bewirkt, daß im Schüler – manchmal noch nicht einmal bewußt – der Gedanke wächst, „so möchte ich es auch machen ..."

Damit der Anleiter zum Modell für den Schüler werden kann, müssen bestimmte Voraussetzungen gegeben sein.

**Gemeinsame Zeit für Anleiter und Schüler**

Grundvoraussetzung (leider oft nicht in ausreichendem Maße gegeben) ist natürlich, daß das Modell für den Nachahmenden überhaupt zugänglich ist, daß ein Schüler also genügend Zeit mit dem Anleiter verbringt und die Bezugsperson nicht dauernd wechselt.
Ist diese Bedingung erfüllt, so wird das Folgende wichtig:

**Echtheit**

Das Modell/Der Anleiter muß in seinem Verhalten *echt* sein.

**Positive Bezugsperson**

Das Modell/Der Anleiter muß vom Nachahmenden/Schüler *akzeptiert* werden.
Umgekehrt muß sich der Schüler vom Anleiter angenommen und gefördert fühlen.

**„Erfolg"**

Das Modell/Der Anleiter muß *„erfolgreich"* in den Augen des Nachahmenden/Schülers sein.
Der Nachahmende sollte das Verhalten des Modells und/oder die Reaktionen der Umwelt darauf gut finden und mit seinen eigenen Wert- und Erfolgsmaßstäben verbinden können. Erfolg muß hier also nicht unbedingt äußerlich sichtbar werden, es kann auch eine innere Haltung sein, die der Nachahmende am Modell bewundert und sich auch zu eigen machen möchte! (S. Bsp.)

**Vorbilder prägen!**

Sind diese Bedingungen weitgehend erfüllt, dann erweist sich das Modell-Lernen als eine der wirksamsten Lernarten überhaupt, die prägend für das ganze Berufsleben sein kann.

■ Anregung: Überprüfen Sie einmal, ob die genannten Voraussetzungen in Ihrem Anleiter-Schüler-Verhältnis erfüllt sind bzw. was Sie tun können, um sie zu erfüllen.

## 3.9 Motivation des Schülers – die goldene Mitte zwischen Über- und Unterforderung

▶ „Ich rate,
lieber mehr zu können, als man macht,
als mehr zu machen, als man kann,
bis man so viel macht, wie man kann." (Bertolt Brecht)

**„Ich kann ja mehr, als ich dachte."**

Damit Anleitung Freude macht, dem Anleitenden und dem Angeleiteten, müssen für beide Teile Fortschritte und Erfolge spürbar werden.

**Anforderungsniveau erspüren**

Vorbedingung für solche motivierenden Erfahrungen ist eine entsprechend einfühlsame Begleitung, die den Schüler seinem Wissensstand und seinen pflegerischen und betreuerischen Fähigkeiten gemäß fordert. Ohne ihn zu überfordern, was zwangsläufig zu Mißerfolgserlebnissen für ihn führen würde, aber auch ohne ihn zu unterfordern, was seine Motivation rasch ersticken würde. Das Erspüren des „optimalen Anforderungsniveaus“ (Heckhausen) für den Schüler ist eine wichtige und oft nicht einfache Aufgabe für den Anleiter.

**Fähigkeiten erkennen**

Ich muß mich als Anleiter genau über den Wissensstand des Schülers informieren und ihn bei der Arbeit beobachten, um zu sehen, welche besonderen Fähigkeiten er vielleicht gerade hier, in der Praxis, entfaltet. Beweist er ein besonderes pflegerisches Geschick, hat er „sanfte Hände“? Hat er auffallend großes Interesse an medizinischen Fragen? Liegen ihm administrative Aufgaben? Oder zeigt er eine besondere Begabung im sozialen Umgang mit den Betreuten? Suchen sie das Gespräch mit ihm, schütten sie ihm das Herz aus, bringt er sie zum Lachen oder Erzählen? Gelingt es ihm, Bewohner zu Aktivitäten oder gemeinschaftlichen Unternehmungen zu motivieren? Fördert er auf geschickte Weise Selbständigkeit? Oder kann er gut Nähe vermitteln? Kann er besser mit Gruppen umgehen oder liegt ihm mehr die Einzelbetreuung?

**Begabungen entfalten**

Wenn die Erkenntnisse aus diesen Beobachtungen gezielt in die Arbeitsaufgaben des Schülers mit aufgenommen werden, d. h., wenn ihm neben und innerhalb der normalen Arbeit immer wieder bewußt Bereiche, die ihm besonders liegen, zugewiesen werden, erhält er die Möglichkeit, seine besonderen Begabungen weiterzuentwickeln – und damit auch positive Rückmeldungen von Betreuten, Kollegen und vom Anleiter zu bekommen.

**Gezielt an Schwächen arbeiten**

Gleichzeitig liefert die Beobachtung auch Anhaltspunkte dafür, in welchen Bereichen der Schüler besondere Förderung und Anleitung braucht, weil seine Fähigkeiten oder seine angeeigneten Fertigkeiten hier nicht so ausgeprägt sind. Etwa wenn er manuell nicht besonders geschickt ist. Eine solche besondere Förderung wird wiederum das Gesetz des Nicht-Über- und Nicht-Unterforderns berücksichtigen.
So würde es einem im Umgang mit Gruppen nicht so sicheren Schüler bestimmt nicht weiterhelfen, wenn man ihn gleich eine größere Aktivität, etwa einen gemeinsamen Adventsnachmittag, planen und gestalten ließe. Er wäre überfordert, würde ängstlich und dadurch sicherlich noch weniger überzeugend als „Animateur“. Sinnvoller wäre hier eine kurze Einheit mit nicht zu vielen Teilnehmern zu einem Inhalt, der den Betreuten bekanntermaßen Freude macht.

Genauso sinnlos wäre es, einen Schüler „mit zwei linken Händen“ stumpfsinnig immer wieder Betten machen zu lassen, bis kein Fältchen mehr zu sehen ist.
Ziel des Anleiters muß es vielmehr sein, mangelhaft ausgebildete Fertigkeiten des Schülers – deren dieser sich ja oft nur zu gut bewußt ist – behutsam und gezielt so zu fördern, daß er immer mehr Sicherheit und damit auch Selbstvertrauen gewinnt (s. Beispiel „Bernd“, 3.6, S. 70ff). Zugleich sollten besondere Begabungen des Schülers erkannt und zugelassen werden, was von seiten des Teams und des Anleiters Offenheit für Ideen und Vorschläge des Schülers verlangt.

**Vom Schüler lernen**

Dabei sollte der Anleiter auch offen sein für Eindrücke des Schülers, der, da er zunächst noch ganz unvoreingenommen mit den Betreuten umgeht, häufig ganz andere und neue Seiten an ihnen erlebt, auf die dann eventuell auch die anderen Mitarbeiter eingehen können.

**Entlassung in die Selbständigkeit**

Schon zu Beginn der Anleitungssituation sollte der Anleiter sich bewußt machen, daß es sein eigentliches Ziel ist, sich überflüssig zu machen. Mit zunehmender Sicherheit des Schülers dürfen auch die Anforderungen an ihn wachsen, der Anleiter wird vom ständig korrigierenden und eingreifenden Lehrer zum Ratgeber, der dem Schüler immer mehr Raum für Eigenständigkeit und Eigenverantwortung läßt. Das sollte auch in den Aussagen des Anleiters deutlich werden, der den Schüler bewußt in die Selbständigkeit weist („Ich traue dir zu, daß du das schaffst.“). Die Frage: „Meinst du, das schaffst du wirklich schon alleine?“ dagegen bindet den Schüler an den beschützenden Anleiter, der seine (Eltern-)Rolle nicht loslassen kann (s. 2.4, S. 31ff; 3.3, S. 48ff). (S. Kap 8, S. 135ff. „Vom Lernen beim Begleiten zum begleiteten Lernen“)

> Der Schüler, der seine Befriedigung zunächst stark aus der Anerkennung des Anleiters bezog, gewinnt sie in wachsendem Maße aus seiner zunehmenden Eigenkompetenz.

# 4. Wir-Sagen – die Beziehung Anleiter-Schüler-Team

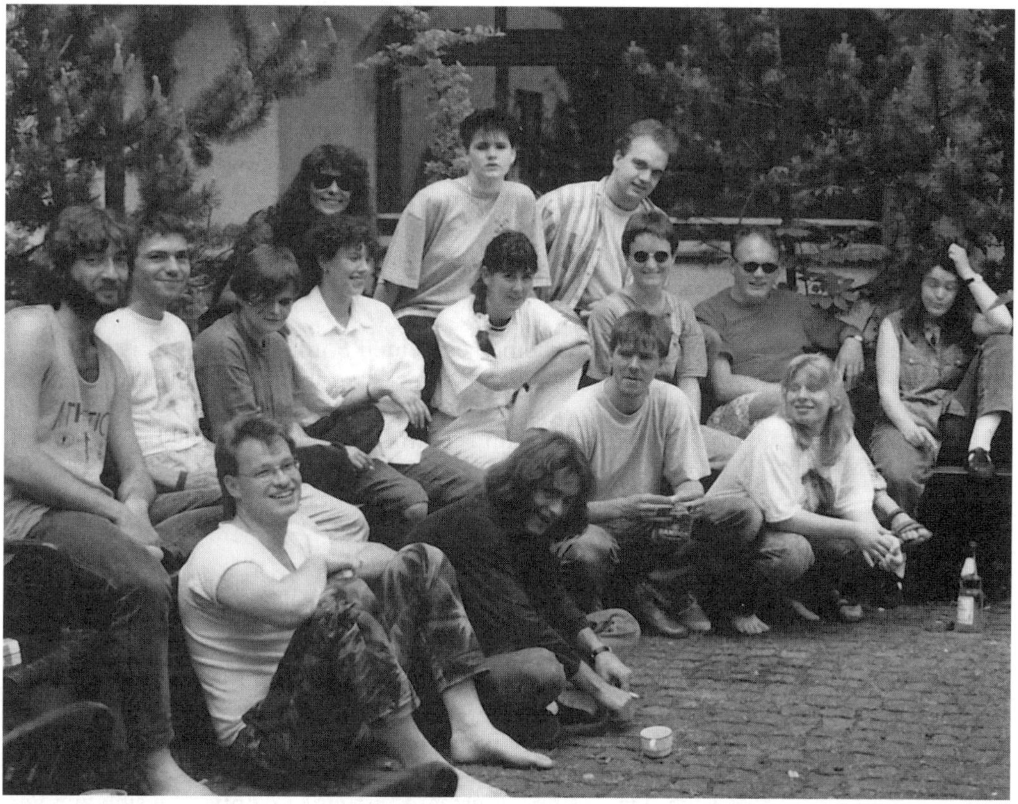

## 4.1 Anleitung als Gruppengeschehen

Beispiel 1

„Das Wunderbarste an meiner jetzigen Praxisstelle war die Offenheit, mit der das Team mich aufgenommen hat. Das hat meine Motivation schon unheimlich gesteigert.“ (Eine Heilerziehungspflegeschülerin)

Beispiel 2

„Allmählich hatte ich das Gefühl, dieses Team ist so aufeinander eingeschworen, die lassen keinen 'rein. Was ich auch versuchte, alles wurde abgeblockt. Und mein Anleiter hing irgendwie dazwischen und traute sich nicht, sich auf meine Seite zu stellen.“ (Ein Altenpflegeschüler)

Team: Quelle der Motivation oder Frustration

Der Schüler hat einerseits einen Sonderstatus und ist doch zugleich auch Teil eines Teams. Die oben zitierten Schüleraussagen markieren sicherlich die beiden Extreme der Beziehung zwischen Schüler und Team, machen aber zugleich deutlich, wie motivierend oder frustrierend dieser wichtige Kontakt während der Ausbildung erlebt werden kann.

### Das Team als Gruppe

Entstehungsfaktoren einer Gruppe

Verschiedene Faktoren können dafür ausschlaggebend sein, daß ein Gebilde entsteht, das sowohl von Außenstehenden als auch von seinen Mitgliedern als „Gruppe“ erlebt wird: Sympathie, gleiche Interessen, ein gemeinsames Ziel, Ähnlichkeit in einem oder mehreren Merkmalen (Bergins).

Das Team

Auch das „Mitarbeiterteam“ ist eine Gruppe, die sich zur Verfolgung eines gemeinsamen (Arbeits-)Zieles zusammengefunden hat: Menschen, die körperlich und/oder psychisch auf Hilfe angewiesen sind, kompetent zu begleiten und zu betreuen. Der Grund für den Zusammenschluß der Gruppe „Mitarbeiterteam“ liegt also nicht in der wechselseitigen Sympathie und bewußten Entscheidung der einzelnen Mitglieder, sondern in äußeren Bedingungen. Die Mitglieder haben einander nicht ausgesucht, sondern sie arbeiten zusammen, weil sie denselben

Beruf und – vielleicht – ähnliche Motive für die Ausübung dieses Berufes haben. Aus dieser Konstellation können sich Chancen und Probleme sowohl auf der fachlichen als auch auf der Beziehungsebene ergeben.

**Chancen der Gruppenarbeit**

Die Zusammenarbeit in der Gruppe eröffnet eine Vielzahl von Möglichkeiten, nicht nur quantitativ, sondern auch qualitativ:

- Eine Gruppe kann immer vielseitiger arbeiten als der einzelne, weil die Gruppenmitglieder ganz verschiedene Talente und Stärken mitbringen und sich so ergänzen können.
- Gerade durch die Unterschiedlichkeit der Charaktere kann das Team auch der Unterschiedlichkeit der Betreuten besser gerecht werden.
- Umgekehrt können durch das gemeinsame Engagement der Gruppe Fehler vermieden und Engpässe besser aufgefangen werden, jedenfalls wenn die Mitglieder einander unterstützen.
- Die Gruppe bietet Rückhalt, Entlastung und Anregung für die einzelnen Mitglieder.

**Mögliche Probleme**

Andererseits ist die Arbeit im Team nicht immer einfach:

- Man muß auch mit Leuten zusammenarbeiten, die einem nicht so besonders liegen.
- Unter Umständen bringen die Teammitglieder ganz unterschiedliche Vorstellungen von der Arbeit und auch ein unterschiedlich starkes Engagement mit.
- Dadurch kann es in der Gruppe zu Meinungsverschiedenheiten kommen.
- Wenn die Differenzen eskalieren, spaltet sich die Gruppe womöglich in mehrere „Lager". Statt zusammenzuarbeiten, arbeitet man gegeneinander.
- Ähnlich problematisch wird es, wenn einzelne Teammitglieder sich bewußt abgrenzen oder wenn in der Gruppe Rivalitäten, z. B. um Führungspositionen, aufbrechen. Auch das kann die Gruppe spalten.

## Anleitung vor dem Team-Hintergrund

Dieselben Vorteile und Schwierigkeiten können aus der Einbindung eines Schülers in die Gruppe erwachsen. Glücklicherweise kann der Anleiter viel dafür tun, daß die Beziehung Anleiter-Schüler-Team „klappt".

> Aus unausgesprochenen Erwartungen werden leicht Enttäuschungen.

**Erwartungen klären**

Deshalb ist es wichtig, daß von vornherein und dann immer wieder die Erwartungen der Beteiligten abgeklärt werden (s. 1.6, S. 14f, Kap. 5, S. 96f):

Wie stellen sich Anleiter, Team, Schüler die Verwirklichung einer guten Betreuung vor? Gibt es unterschiedliche Auffassungen?
(A) Herrscht zum Beispiel in einem Altenpflege-Team ein sehr auf perfekte Pflege ausgerichtetes Ideal, der Schüler dagegen möchte den Schwerpunkt seiner Arbeit eher bei der Aktivierung oder Mobilisierung der Bewohner setzen?
(B) Begreifen sich die Mitarbeiter einer betreuten Wohngruppe eher als Ansprechpartner der Betreuten, die ihren Alltag weitgehend selbständig gestalten, während der Schüler die Vorstellung hat, mehr mit den Betreuten zu „machen"?
(C) Oder tun sich die Pflegenden einer Station miteinander schwer, weil sie ein unterschiedliches Hierarchieverständnis haben?

**Kompromisse schließen**

Wie kann man den verschiedenen Standpunkten vielleicht jeweils ein Stückchen entgegenkommen, oder anders gesagt, welche Kompromisse lassen sich finden? Und ist der evtl. vereinbarte Kompromiß auch wirklich ausgewogen?
Dem Altenpflegeschüler aus Beispiel (A) könnte z. B. wöchentlich eine gewisse Zeit zur Aktivierung eingeräumt werden, umgekehrt sollte er aber auch bereit sein, die pflegerischen Maßstäbe des Teams mitzutragen.
Neben dem Einüben eines möglichst non-direktiven, die Eigenständigkeit der Betreuten nicht einengenden Arbeitsstils könnten mit dem Schüler in Fall (B) konkreter geplante und begleitete Einheiten besprochen werden.
In Situation (C) hilft möglicherweise schon ein offenes, sachliches Gespräch, das die unterschiedlichen Standpunkte transparent macht.

**Anleitung definieren**

Da durch die Anleitungssituation zum Ziel der guten Betreuung noch ein weiteres Ziel hinzukommt: „Gute Anleitung leisten, bei der der Schüler etwas lernen kann", müssen auch hier die Vorstellungen zusammengetragen werden.
Wie sollte nach Ansicht der Teammitglieder, des Anleiters und des Schülers Anleitung aussehen? Wo gibt es Unterschiede? Meinen die Teammitglieder vielleicht, die Anleitung laufe „nebenbei" im Betreuungsalltag mit? Wünscht sich der Schüler ausgiebige „Extra-Anleitungen" und Gespräche für schwierigere Situationen? Möchte der Anleiter sich über den aktuellen Wissensstand des Schülers austauschen? Hat das Team Interesse am Austausch mit dem Schüler bzw. an Co-Anleitung?

**Zeitrahmen festsetzen**

Welchen zeitlichen Rahmen stellen sich die einzelnen vor? Wie könnte hier ein Kompromiß aussehen?
Etwa, daß von vornherein zusätzliche Termine für spezielle Anleitungseinheiten vorgesehen werden, daß das Team im Alltag co-anleitend tätig wird und daß der Anleiter durch möglichst

häufiges gemeinsames Arbeiten mit dem Schüler Gelegenheit zum Austausch mit ihm hat.
Und zum Schluß muß immer wieder gefragt werden, ob auch wirklich alle bereit sind, die erarbeiteten Kompromisse mitzutragen.
Wie oben angedeutet, ist es sicherlich nicht damit getan, dies alles nur einmal anzusprechen. Von entscheidender Bedeutung ist allerdings, daß es das erste Mal gleich zu Anfang der Anleitungssituation geschieht, *bevor aus unausgesprochenen Erwartungen die ersten Enttäuschungen werden*!

## 4.2 „Ich wußte doch gleich, daß der nicht zu uns paßt." – Abgrenzungsmechanismen im „System Gruppe"

**Abgrenzung macht stark, vor allem, wenn man schwach ist**

Gruppen leben von der Stärke ihres inneren Zusammenhalts. Ein Weg, diesen Zusammenhalt zu bewahren, ist, sich nach außen abzugrenzen.
Tatsächlich entwickeln Gruppen manchmal fast so etwas wie „Abstoßungsmechanismen" gegen andere Gruppen, vor allem aber gegen eindringende „Fremdkörper".
Die Gruppe fühlt sich durch sie bedroht, weil sie die Normen der Gruppe nicht kennen, sie stören also möglicherweise den gewohnten Ablauf. Ja sie bringen eventuell neue Elemente in die Gruppe ein, die diese spalten könnten. Besonders stark wird diese Gefahr natürlich von Gruppen wahrgenommen, die nicht besonders stabil sind, wie es bei Gruppen, deren Mitglieder eher aus äußeren Gründen zusammengeführt wurden, leicht der Fall sein kann.

**„Störe unsre Kreise nicht!"**

Unter Umständen kann hier der Schüler als Eindringling betrachtet werden (s. Beispiel 2). Die Mitarbeiter befürchten, daß er „das Gleichgewicht im eingespielten System" (s. 2.2, S. 19f) stören könnte. Dies ist keineswegs nur der Fall, wenn ein Schüler neu zu einem Team stößt. Auch wenn er schon längere Zeit im Team arbeitet, kann er als Unruhestifter angesehen werden – einfach, weil er „Schüler" ist und von der Schule möglicherweise andere pädagogische oder pflegerische Vorstellungen mitbringt, weil er durch die Unterrichtszeiten immer wieder längere Zeit abwesend ist, weil bei Praxisproben andere, „fremde Elemente", z. B. der Lehrer für Fachpraxis, in die vertraute Alltagssituation eindringen.

**„Abstoßungsmechanismen" schwacher Gruppen**

Diese Bedrohung kann im Extremfall entsprechende Abwehrmechanismen im Team in Gang setzen: Der Schüler wird abgeblockt, wenn er Vorschläge macht, er wird für unbeliebte Arbeiten eingesetzt, wird nicht ausreichend informiert, wird bewußt überfordert, wird im sozialen Kontakt „kaltgestellt" – kurz, es widerfährt ihm all das, was eine Gruppe unternimmt, die ein mißliebiges Mitglied loswerden möchte.

**Der Schüler schlägt zurück**

Allerdings wird sich eine solche Eskalation in der Regel nur dann in voller Härte einstellen, wenn die Abwehrmechanismen des Teams vom Schüler prompt gekontert werden („Die sind sowieso alle gegen mich, mit denen will ich nichts zu schaffen haben."). (Vgl. „negativer Kreisprozeß", s. 3.2, S. 45). Wie sich ein solcher Teufelskreis aufbauen und wie er durch Hilfe von außen wieder durchbrochen werden kann, zeigt das folgende Beispiel:

> Sonja war – laut ihrer MitarbeiterInnen auf der Gruppe – keine einfache Schülerin. Sie gehörte zu der Sorte, die durchaus anderer Meinung sind und die sich dabei nicht „schülerhaft bescheiden", sondern mit Nachdruck für ihre Überzeugungen einsetzen. Sie hatte deshalb den Ruf weg, „eigensinnig" und „überheblich" zu sein.
> Bei der Praxisprobe, zu der außer der Anleiterin und einer Gruppenmitarbeiterin auch der Fachlehrer eingeladen war, war die Reserviertheit der „Mitarbeiter" atmosphärisch mit Händen zu greifen. In getrennten Aufzügen begab man sich auf die Wohngruppe. Entsprechend verlief die Praxissituation ...
> In einer Anleitungssupervision wurde (ohne Sonja) das Verhalten der Anleiterin und der Mitarbeiterin (Praxisbegleiterin) nochmals „angeschaut".
> Folgende Punkte wurden dabei thematisiert:
>
> – das fortgeschrittene Alter von Sonja,
> – ihre untypische Schülerrolle,
> – ihre intellektuellen Voraussetzungen und Fähigkeiten,
> – ihre Vergangenheit in der „Ex-DDR",
> – ihr andersartiger „philosophischer" und pädagogischer Hintergrund,
> – ihre Unabhängigkeit und Selbständigkeit.
>
> So nach und nach gelang es dem Supervisor herauszuarbeiten, was sich hinter dem Satz der Anleiterin: „Es trennen uns Welten ...", alles verbarg. Letztlich war es ein Gefühl von Unterlegenheit und Fremdheit, das sie und die MitarbeiterInnen so „auf Reserve" hatte gehen lassen. Es hatte eine Umdeutung und damit Abwertung der Schülerin stattgefunden. Aus Sonjas Schlagfertigkeit war Frechheit geworden, aus Argumentationskraft Unbelehrbarkeit, aus intellektuellen Fähigkeiten Überheblichkeit, aus Eigenständigkeit Desinteresse am Team.
> Sonja hatte diese Abwertung gespürt. Der Teufelskreis hatte begonnen!

## Konfliktherde im Verhältnis Team-Schüler-Anleiter

Konflikte, die das Verhältnis Schüler-(Anleiter-)Team belasten, können verschiedene Ursachen haben.

Konflikte im Team

Abwehrreaktionen von seiten des Teams haben häufig mit einer – verdeckten – Schwäche der Gruppe selbst zu tun, die dann auf die Beziehung zum Schüler projiziert und im Konflikt mit ihm ausgetragen wird:

- Es bestehen ungeklärte Konflikte und Spannungen innerhalb des Teams zwischen einem oder mehreren Mitarbeitern.
- Es gibt Hierarchieprobleme und Machtkämpfe innerhalb des Teams, bzw. das Team wird autoritär geleitet (vgl. 2.4, S. 31).
- Die Mitarbeiter geben sich zuwenig oder gar keine gegenseitige Anerkennung oder gehen gar destruktiv und abwertend miteinander um (vgl. 3.5, S. 57ff).
- Bei einem oder mehreren Teammitgliedern liegen Unterlegenheitsgefühle und ein negatives Selbstbild vor (vgl. 2.3, S. 25f).
- Das Team steht unter massivem Druck von außen, in der Einrichtung herrscht ein schlechtes Allgemeinklima.

Konflikte Schüler/Team

Das Konfliktpotential kann aber auch unmittelbar im Verhältnis zum Schüler liegen.

- Es besteht ein „Gefälle“ zwischen Schüler und Team, was Alter, Kompetenz, Vorbildung und Artikulationsfähigkeit anbelangt (s. Beispiel „Sonja“).
- Der Schüler zeigt eine extrem selbstbewußte Haltung, die möglicherweise mit Unterlegenheitsgefühlen bei einzelnen Teammitgliedern kollidiert.
- Der Schüler legt mangelnde Kritikfähigkeit an den Tag.
- Der Schüler kann seine Bedürfnisse nicht anmelden, weil er Minderwertigkeitskomplexe hat oder ihm die Ausdrucksfähigkeit fehlt, er „geht unter“.
- Der Schüler versteht sich mit einem Teammitglied nicht und umgekehrt.
- Das Team bildet zwar ein harmonisches Ganzes, ist jedoch in seinen Strukturen und seiner Arbeitsweise festgefahren.
- Das Team zeigt wenig Aufgeschlossenheit und Kritikfähigkeit.

Konflikte Anleiter/Schüler/Team

Und schließlich kann auch die Beziehung zwischen Anleiter und Schüler zum Anlaß für Spannungen im Team werden.

- Der Anleiter stellt sich immer auf die Seite des Teams/des Schülers.
- Der Anleiter bezieht nie eindeutig Position (s. Beispiel 2).

– Anleiter und Schüler harmonieren nicht miteinander und suchen sich jeweils „Verbündete“ im Team.

**„Gesunde“ Teams sind offen**

Ist ein Team wirklich „intakt“, ist das „Wir-Gefühl“ echt und nicht nur in gemachter Solidarität gegen „den Rest der Welt“ beschworen, dann wird die Gruppe nach den ersten Anfangsbedenken (vgl. „erster Eindruck“, S. 44) ein neues Mitglied aufnehmen und in das Gruppensystem integrieren. Wenn die Beziehungen zwischen den verschiedenen Teammitgliedern in ihren Rollen stimmen, wenn jeder Mitarbeiter sich ernstgenommen und anerkannt fühlt und sich seiner selbst in positivem Sinne sicher ist (s. 2.5, S. 35ff), wird auch die Beziehung zum Schüler gelingen. Ist das Gleichgewicht im Team jedoch künstlich, gibt es schwelende Konflikte oder Unsicherheiten (vgl. 3.7, S. 73ff), dann ist das Systemgleichgewicht rascher bedroht und wird auch heftiger nach außen verteidigt.

■ Anregung: Überlegen Sie einmal, ob sich in Ihrem Team „Abwehrmechanismen“ gegen den Schüler zeigen. Könnte sich das Team zu Recht „bedroht“ fühlen? Wie reagiert der Schüler? Wie reagieren Sie? Was könnte getan werden, um das Team zu stabilisieren?

## Der Anleiter als Mittler

Wenn die Anleiter-Schüler-Beziehung gut ist, kann der Anleiter, der zu beiden, Schüler und Team, gleichermaßen in engem Kontakt steht, ein wichtiges Bindeglied zwischen der Gruppe und dem Schüler werden (Abb. 4.1).

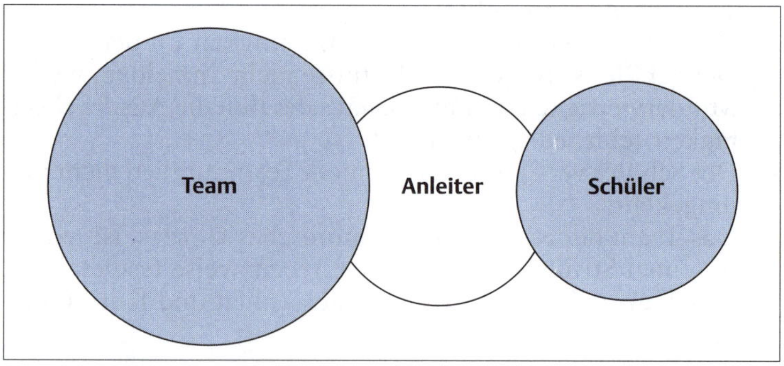


Abb 4.1 Der Anleiter als Mittler zwischen Team und Schüler

Damit der Anleiter diese Mittlerrolle übernehmen kann, ist es notwendig, daß er die Situation und die Bedürfnisse des Teams und des Schülers sieht, ernst nimmt und zur Sprache bringt (s. oben).

Durch eine ausgleichende, sachliche und unparteiische Haltung kann er für Team *und* Schüler Modell sein für einen offenen und wertschätzenden Umgang miteinander (vgl. 3.8, S. 77). Die Balance aus Distanz und Nähe, die bereits im Hinblick auf die Beziehung Anleiter-Schüler erörtert wurde (s. 3.3, S. 48ff), sollte dabei grundsätzlich auch die Beziehung zum Team bestimmen.

■ Anregung: Überlegen Sie bitte: Stehen Sie in Konflikten gleich häufig auf seiten des Schülers und des Teams? Oder ist ein Ungleichgewicht da? Bilden Sie womöglich eine „verschworene Gemeinschaft“ mit dem Schüler/dem Team? Woran könnte das liegen? Wie können Sie es ändern?

**Keine „geschlossene Gesellschaft“**

Stellen Sie sich vor, Sie sind zu einem großen Bankett eingeladen. Viele für Ihr berufliches Fortkommen wichtige Leute sind da. Und Sie kommen zu spät! Alle sitzen schon auf ihren Plätzen an einem riesigen Tisch. Sie wissen nicht, wo Sie sich hinsetzen sollen, und trauen sich auch nicht zu fragen, da alle offenbar eifrig ins Gespräch vertieft sind. Da steht plötzlich jemand von der Tafel auf und geht mit ausgestreckter Hand auf Sie zu, begrüßt Sie und führt Sie zu Ihrem Platz. Er macht Sie mit Ihren Tischnachbarn bekannt, setzt sich Ihnen gegenüber und bezieht Sie zwanglos in das wiederaufgenommene Gespräch ein.

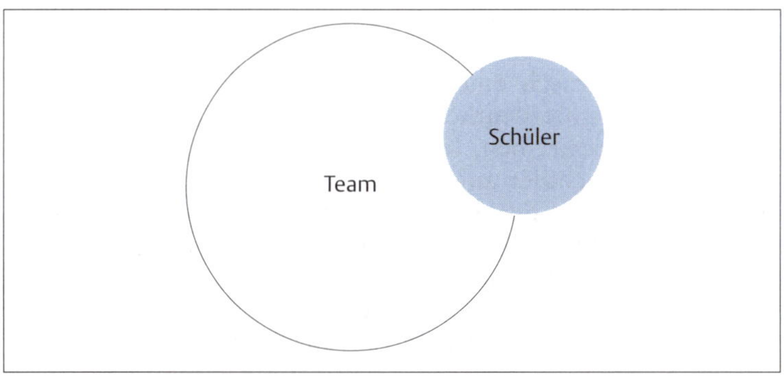


Abb 4.2 Das integrationsfähige Team

In ganz ähnlicher Weise kann der Anleiter die Weichen für ein *Mit*einander statt *Gegen*einander von Schüler und Team stellen und damit einen wichtigen Beitrag zur Schaffung eines intakten, integrationsfähigen Teams im oben definierten Sinne leisten.
Die folgende knappe Formel bringt noch einmal auf den Punkt, was ein solches Team kennzeichnet:

> „Niemals die einen
> gegen die andern.
>
> Niemals die einen
> über den andern.
>
> Niemals die einen
> ohne die andern.“
> (L. Zenetti)

## 4.3 „Die Stellvertretung der stellvertretenden Stationsleitung“ – Pochen auf Hierarchie und Status in der Anleitung

Rollen (s. 2.1, S. 18ff; 2.2, S. 19f) sind jeweils mit einem bestimmten Status verknüpft. Das gilt auch für die Rollen im Team. Ein besonderer Status kommt den Führungsrollen zu (vgl. die Beispiele und Ausführungen zum Thema Autorität und Führungsstile, 2.3, S. 25ff; 2.4, S. 31f). Aber auch andere Rollen im Team sind mit bestimmten Privilegien oder Statussymbolen besetzt.

**„Wer darf was ...?“**

Es ist ein Irrtum anzunehmen, das Hierarchiedenken und das Achten auf den eigenen Status seien in sozialen Berufen weniger ausgeprägt, nur weil sich beides vielleicht etwas anders äußert. Wer einmal miterlebt hat, wie eine „erste“ und „zweite“ Stations- oder Wohnbereichsleitung freundlich, aber knallhart darum ringen, wessen Anordnung nun in diesem oder jenem Fall gilt, wird rasch eines besseren belehrt. In den meisten Teams gibt es eine deutliche Rangordnung, „wer was darf“ – Dienstpläne schreiben, Medikamente ausgeben, Außenkontakte pflegen, Schüler anleiten ...
Die Statussituation des Anleiters wurde bereits im Zusammenhang mit Anleiter-Rolle und Anleiter-Autorität betrachtet. Dabei wurde deutlich, daß der Anleiter durch seine besondere Funktion eventuell neu wahrgenommen wird und seine Position u. U. erst einmal klarmachen muß (2.2, S. 19f).

**Sonderstatus „Schüler“**

Auch dem Schüler fällt in der Hierarchie eine ganz bestimmte Position zu. Häufig löst diese Position bei den Schülern selbst Unzufriedenheit aus. Sie fühlen sich einerseits als volle Arbeitskraft „ausgenutzt“, von ihrem Status her jedoch benachteiligt und nicht für voll genommen. Umgekehrt stoßen die mit dem „Sonderstatus“ des Schülers verbundenen „Privilegien“ – Übungszeit, Entlastung von manchen Aufgaben u. ä. – beim Team nicht selten auf Unverständnis. Besonders störend wird von manchen Mitarbeitern empfunden, wenn Schüler, etwa durch ihre Praxisaufgabenstellung, attraktive Sonderaktivitäten durchführen „dürfen", z. B. Gespräche führen, Einzelbetreuung, Fördervorhaben und ähnliches (vgl. dazu auch das Beispiel des Schülers Bernd im Thema „einfühlende Gesprächsführung", S. 70ff).

**„Nur kein Neid!"**

Der Anleiter kann mit dazu beitragen, daß solche Spannungen nicht entstehen,

- indem der Schüler in seiner Sonderrolle wahrgenommen, zugleich aber partnerschaftlich als Teammitglied akzeptiert wird,
- indem der Schüler seinen Fähigkeiten entsprechend in die Verantwortung mit einbezogen wird und für seine Leistung Anerkennung erfährt (3.5, S. 57ff; 3.9, S. 78),
- indem das Team über anstehende Aufgaben des Schülers informiert und eventuell zur Co-Anleitung ermuntert wird,
- indem der Schüler angeregt wird, Mitarbeiter, die Lust dazu haben, in Sonderaktivitäten mit einzubeziehen, wenn es die Zeit irgend erlaubt,
- indem alles dafür getan wird, im Team eine offene, wertschätzende Atmosphäre zu fördern, in der die Stärken jedes Teammitglieds Beachtung und vor allem Anerkennung finden. Es ist nämlich durchaus nicht so, daß alle Mitarbeiter gern Gespräche führen. Mißmut kommt nur dann auf, wenn das eigene, vielleicht weniger „spektakuläre" Tun, z. B. eine sorgsame und gewissenhafte Grundpflege, nicht entsprechend gewürdigt wird (s. auch das oben zum Aufbau eines intakten Teams Gesagte) (vgl. auch Kap. 5, S. 93, 7, S. 115, S. 135).

■ Anregung: Notieren Sie sich einmal zu jedem Mitglied Ihres Teams – einschließlich Schüler – die Fähigkeit, die Ihnen als besondere Stärke der betreffenden Person aufgefallen ist. Nehmen Sie sich vor, diese Stärke genauer wahrzunehmen und auch ausdrücklich anzuerkennen. Vergessen Sie dabei sich selbst nicht!

**Der Schüler als Anleiter**

Doch nicht immer läßt sich die hierarchische Struktur durchhalten. Eine merkwürdige Rollen- und Statusumkehrung, die in der Praxis gar nicht so selten ist, zeigt das folgende Beispiel aus einer Behinderteneinrichtung:

> Bettina klagt über ihre Praxissituation. Sie ist Grundkursschülerin und seit Beginn des Vorpraktikums auf der Wohngruppe. Seit fast zwei Jahren kümmert sie sich um die alltäglichen Belange der geistig behinderten Bewohner. Öfter – so berichtet sie – ist sie ganz allein im Dienst. Seit kurzem ist sie sogar Dienstälteste. Einigermaßen sonderbar findet sie es, daß sie jetzt auch noch ihren neuen Anleiter einlernen

muß. Das Studienbuch für die fachpraktische Ausbildung hat sie ihm schon erklärt. „Wer leitet hier eigentlich wen an?“, fragt sie sich und macht sich Sorgen, wie sie in einer solchen Situation ihren Schülerstatus noch definieren soll.

In einer solch paradoxen Situation werden Rollenklischees absurd. Hier muß ernst genommen werden, welche neuen Realitäten ein solches Arbeitsumfeld geschaffen hat. Es hilft nicht weiter, die Schülerin als Schülerin zu behandeln, wenn sie de facto in eine andere Rolle hineingewachsen ist. Genauso unrealistisch aber ist es, sie zu einer „Vollkraft“ zu machen, die eben ab und zu noch „die Schule besucht“. Hier stehen in den nächsten Jahren angesichts zunehmender Stellenknappheit große Herausforderungen an. Anleiter müssen bereit sein, Rollen neu zu definieren und dem jeweiligen Kontext anzupassen.

Anregung: Erarbeiten Sie Lösungsvorschläge für diese Situation. Wer übernimmt gerade welche Rollen? Wie können die Rollen in hilfreicher Weise verändert und Bettinas Überforderung abgebaut werden?

# 5. Anleitung hat viele Partner

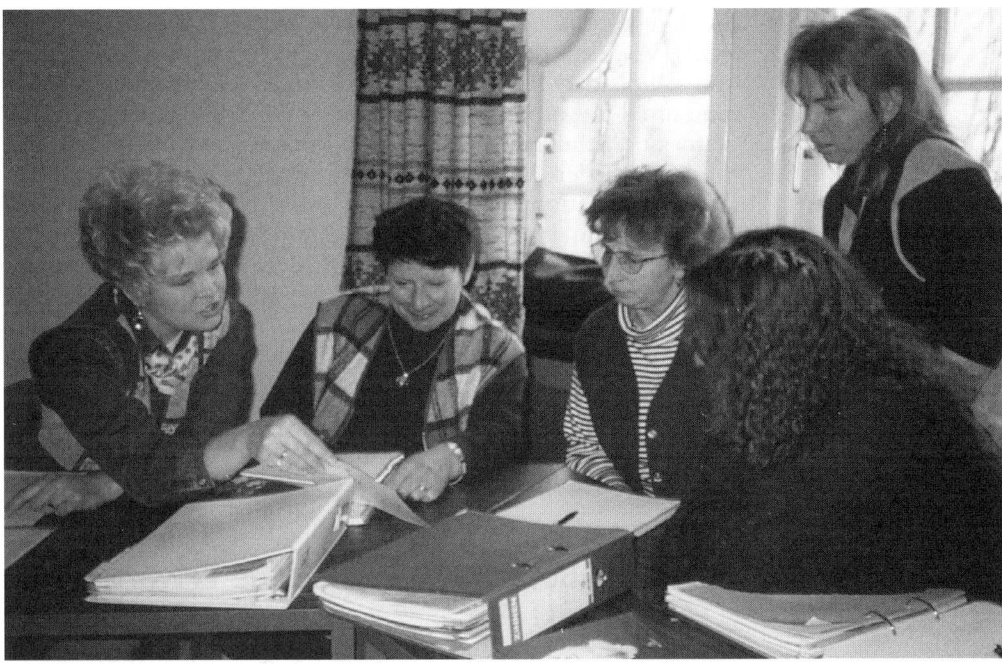

# 5. Anleitung hat viele Partner

In den vorausgegangenen Kapiteln standen die psychologischen Aspekte der Praxisanleitung im Vordergrund. Es ging um das Selbstverständnis des Anleiters, seine Rolle im Team und um den Aufbau einer tragfähigen Beziehung zwischen Anleiter und Schüler. Wege zu einem konstruktiven Kommunikationsstil in der Anleitung sowie Strategien zur Begleitung in Problemsituationen wurden erarbeitet, bis hin zum „Loslassen" des Schülers als letztem wichtigem Schritt im Lernprozeß. Zugleich war es immer wieder Ziel, den Anleiter zur Selbstreflexion, aber auch zu einem selbstbewußten Umgang mit der Anleitungssituation anzuregen.
Damit ist die Basis für eine effektive, fachpraktische Anleitung geschaffen, deren Inhalte in den folgenden Kapiteln thematisiert werden. Ausgehend von einer intakten Anleiter-Schüler-Beziehung soll nun die Durchführung der praktischen Seite der Anleitung im Detail beschrieben werden.

## 5.1 Viele Beteiligte – vielfältige Erwartungen

Lernprozeß und Lernerfolg während der Praxisblöcke werden im wesentlichen gestaltet und beeinflußt von

- dem Schüler selbst,
- dem Anleiter oder Mentor,
- den Mitgliedern des Pflegeteams,
- dem Pflegedienstleiter und Heimleiter,
- den zu Pflegenden/zu Betreuenden,
- den Vertretern der Schule.

**Das Spannungsfeld in der Anleitungssituation**

Alle Beteiligten haben ihre eigenen persönlich und/oder institutionell bedingten Erwartungen an die Anleitungssituation, wie z. B. die sorgfältige und systematische Vermittlung von praktischen Fähigkeiten, Anregungen durch neue Erkenntnisse aus der Schule oder baldige Entlastung im Team.

Sie alle unterliegen dabei den verschiedensten Einflüssen, die sowohl innerhalb als auch außerhalb der Anleitungssituation liegen können, wie z. B. dem Verständnis und Rückhalt in der Familie, persönlichen Sorgen, einer angespannten Personalsituation, Anforderungen durch Lehrpläne usw.
Daraus ergibt sich ein Spannungsfeld, das sich sowohl positiv als auch negativ auf die Ausbildung in der Praxis auswirken kann (Abb. 5.1).

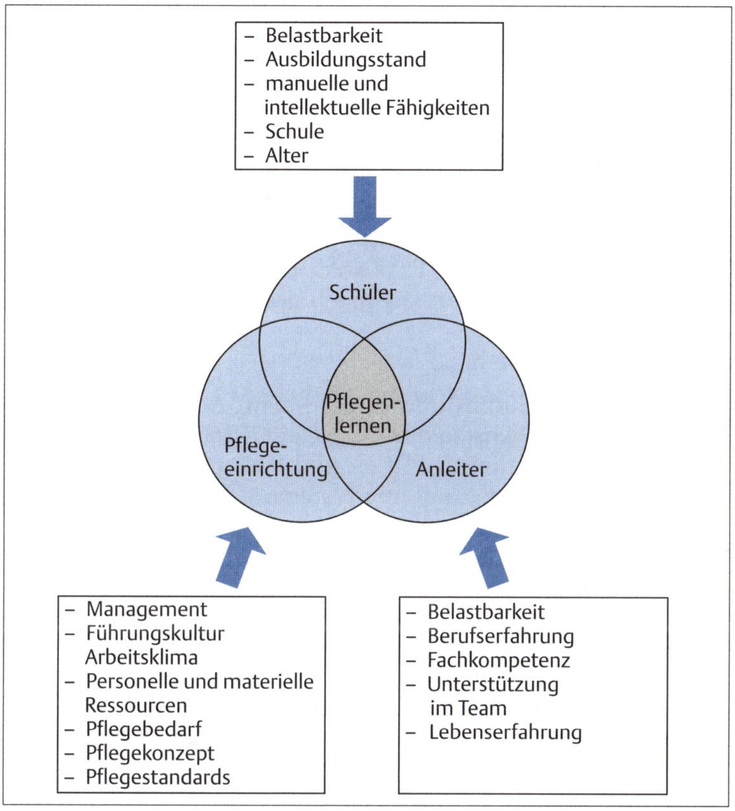


**Abb 5.1** Einflüsse auf das Pflegen-Lernen

**Offenheit tut not!**

Das Bemühen, die Anleitungssituation trotzdem so gut wie möglich zu entspannen, kann durch gegenseitige Offenheit und das „Mit-Teilen" vorhandender Erwartungen, Vorbehalte und Ängste erleichtert werden.
Wichtig für die Motivation und den Lernerfolg des Schülers sind auch positive Signale aus seinem Umfeld, wie z. B. das Äußern echten Interesses an seiner Ausbildung und an seinem Ergehen oder Zeichen der Bereitschaft zur Zusammenarbeit.

## Der Schüler

**Einflüsse**

Der Schüler ist in der Regel auf die (momentanen) Lernmöglichkeiten der jeweiligen Pflegegruppe/-station angewiesen und wird in seinem Lernprozeß beeinflußt durch

- seine eigene Einstellung zu Krankheit, Altern, Behinderung und Pflegebedürftigkeit,
- sein Alter, Geschlecht, seinen Familienstand, seine soziale Einbindung,
- seine psychische und körperliche Belastbarkeit,
- seine Fähigkeit, Zusammenhänge zu erkennen und umzusetzen,
- seine praktisch-pflegerischen Vorerfahrungen,
- seine Unterstützung seitens der Schule.

Jedes neue Praktikum, besonders das allererste im Ausbildungsverlauf, wird daher mit besonderer Spannung erwartet.

Vor Beginn eines neuen Praxisblockes haben Schüler einer Altenpflegeschule ihre Erwartungen gesammelt.

**Wünsche der Schüler**

Sie wünschten sich:

- Zeit, Verständnis und Geduld beim Anleiter,
- dieselben Dienstzeiten für Anleiter und Schüler,
- einen einheitlichen Pflege- und Betreuungsstil,
- klare Vorgaben und eine systematische Anleitung,
- Integration in die bestehende Gruppe/Station,
- keine Über- oder Unterforderung,
- eindeutige Informationen, nicht zu viele Fremdwörter am Anfang,
- die Beteiligung an möglichst vielen Tätigkeiten,
- Hilfe in besonders belastenden Situationen,
- konstruktive Rückmeldungen, Anerkennung, Ermunterung und eine objektive Beurteilung am Schluß.

Die meisten Schüler freuten sich darauf, (endlich wieder) praktisch arbeiten zu dürfen. Einige hatten Sorge, daß zu hohe Erwartungen an sie gestellt würden und sie ihre Anleiter enttäuschen könnten. Diese Sorge war vor allem bei theoretisch besonders gut benoteten Schülern anzutreffen, häufig nach Zwischenprüfungen.
Gemeinsam war jedoch bei allen der Wunsch vorhanden, möglichst schnell in das bestehende Team aufgenommen zu werden, ein gutes Arbeitsklima anzutreffen und nicht nur zur *Be*lastung, sondern möglichst bald auch zur *Ent*lastung wenigstens in Teilbereichen beizutragen.

**Wünsche der Anleiter**

Unabhängig davon sammelten auch Pflegekräfte bei einer Praxisanleiter-Fortbildung (derselben Schule) ihre Erwartungen an neue Schüler.
Schon beim Nachdenken wurde ihnen bewußt, daß sie feste Vorstellungen von den Eigenschaften und Fähigkeiten ihres zukünftigen Schülers haben und ihre Erwartungen oft unrealistisch sind.

**Stärken sehen und fördern**

Sie beschlossen, in Zukunft offener und toleranter mit solchen Schülern umzugehen, die nicht ihrem Wunschbild entsprechen und sie so anzunehmen, wie sie sind, nämlich ihre guten Seiten zu sehen und zu bestärken, und sie dort zu unterstützen, wo sie nach ihrer Ansicht Schwächen zeigen (s. 3.9, S. 78ff).

**Erwartungen an Schüler**

Folgende Punkte wurden genannt, die Aufzählung erfolgt nach Häufigkeit der Nennung:

- Körperliche und psychische Belastbarkeit,
- Interesse am Beruf und Engagement,
- Zunehmende Entlastung der Mitarbeiter durch den Lernzuwachs des Schülers,
- Zuverlässigkeit und Pünktlichkeit,
- Achtung vor den zu Betreuenden,
- Offenheit,
- Eigeninitiative und Eigenverantwortlichkeit,
- Verständnis für die Situation und das Verhalten der zu Betreuenden,
- Teamfähigkeit,
- Ehrlichkeit,
- Kontaktfreudigkeit,
- gepflegtes Erscheinungsbild (Kleidung, Haare),
- Sorgfalt bei der Arbeit und im Umgang mit Material,
- Fähigkeit zur Selbstkritik.

Einig waren sich alle Teilnehmer darüber, daß sie selbst und das ganze Team einen wesentlichen Beitrag zu einer positiven Lernentwicklung leisten können.
Es war ihnen bewußt, daß sie sich langfristig selbst am meisten helfen, wenn sie heute an einer sorgfältigen Anleitung arbeiten, denn sie sollten ja nicht nur an den guten Mitarbeiter von morgen denken, sondern auch an den künftigen Anleiter für die nächste Schülergeneration.
Die gemeinsame Erfahrung aus beiden Befragungen war:

Alle an der Ausbildung Beteiligten müssen miteinander reden und sich ihre Erwartungen mitteilen. Der Grundstein für eine positive Entwicklung der praktischen Anleitung und der zukünftigen Pflege wird vorrangig durch eine gute Zusammenarbeit gelegt.

## Der Anleiter

**Einflüsse auf den Anleiter**

Auch der Anleiter steht im Spannungsfeld verschiedener Einflußfaktoren:

- Alter, Geschlecht, Familienstand,
- psychische und körperliche Belastbarkeit,
- Berufsausbildung und -erfahrung/Lebenserfahrung,
- Unterstützung durch das Team/durch Vertreter der Einrichtung,
- Zusammenarbeit mit der Schule,
- eigene Erfahrung und Einstellung zu Schule, Ausbildung und Lernen.

**Aufgaben für den Anleiter**

Konkrete Aufgaben des Anleiters sind:

- fachliche und persönliche Begleitung des Schülers,
- Abklärung der Lernmöglichkeiten, Koordination der Lernziele mit der Schule,
- Planung und Organisation der Anleitung,
- Demonstration, Anleitung und Korrektur bei konkreten Pflegehandlungen,
- Aufzeigen von Zusammenhängen,
- Unterstützung beim Umsetzen der Theorie in die Praxis, Beurteilen der Lernschritte,
- Hilfestellung bei Fragen oder Problemen,
- Planung und Durchführung von Gesprächen mit dem Schüler,
- Hilfestellung bei der Organisation und Durchführung des Praxisbesuches durch den betreuenden Fachlehrer,
- Hilfestellung bei Praxisberichten und beim Führen eines Praxisbegleitbuches,
- Hilfestellung bei praktischen Prüfungen,
- Beratung der Schule bei der Beurteilung.

Grundsätzlich sollte der Anleiter versuchen, in seiner Beziehung zum Schüler die Balance zwischen Überfürsorge und „Laissez-faire“ zu halten (s. 2.4, S. 32).

## Das Pflegeteam

**Teammitglieder als Co-Anleiter**

Das Pflegeteam für eine Wohn- und Pflegegruppe im Heim bzw. Krankenhaus bildet das pädagogische Umfeld für den Schüler. Auch die Teammitglieder kennen die einzelnen Bewohner/Patienten und ihre Bedürfnisse, an ihrem Verhalten kann sich der Schüler ebenfalls orientieren und Erfahrungen sammeln.

So wirkt das Handeln jedes Teammitglieds beispielhaft, im guten wie im schlechten Sinn. Damit ist das Team auch als „Co-Anleiter“ am Lernprozeß beteiligt (s. 1.6, S. 14f).

**Aufgaben für das Pflegeteam**

Aufgaben des Pflegeteams sind:

- allgemeine Unterstützung des Anleiters,
- Berücksichtigung seiner Aufgabe bei der Dienstplangestaltung,
- Koordination der Arbeitsabläufe,
- Absprachen über Pflegestile, Pflegestandards, Pflegeplanung und Dokumentation,
- Schaffen eines kooperativen Arbeitsklimas, in dem ein partnerschaftlicher Führungsstil möglich wird.

**Das Team muß den Anleiter unterstützen**

Umfang und Vielfalt der Anleitungsaufgabe erfordern Unterstützung vom ganzen Pflegeteam. Nur wenn das Team sich mit der Anleitung als gemeinsamer Aufgabe identifiziert, kann es den Anleiter in wünschenswerter Weise entlasten und bei der Anleitung des Schülers unterstützend mitwirken. Ein wesentliches gemeinsames Ziel muß daher sein, den Anleiter von einem Teil seiner täglichen Routinearbeit zu entlasten. Nur so kann er seine Anleiterfunktion wirklich zufriedenstellend ausüben.

> Aus dem anfänglichen „Lernen durch Begleiten“ des Anleiters entwickelt sich mit der Zeit ein vom Team unterstütztes „begleitetes Lernen“, an dem alle beteiligt sind.

## Die zu Pflegenden / zu Betreuenden

Anfang und Ende eines Praxisblockes bringen in der Regel auch einen Wechsel der persönlichen Beziehungen mit sich, der besonders einschneidend für die zu Pflegenden/Betreuenden sein kann.

**Pflegerische Beziehungen unterliegen einem Wechsel**

Zwar ist jeder Anfang eine neue Chance für neue Begegnungen, aber jeder Abschied macht dafür immer wieder schmerzhaft die eigene Abhängigkeit bewußt.
Wenige andere Berufe erfordern so häufig eine emotionale Beziehungsaufnahme wie der Pflegeberuf, und jeder Abschied von einer Pflegeperson oder einem Betreuer ist jedesmal auch der Verlust einer zwischenmenschlichen Beziehung.
Hier ist die Haltung des Anleiters als Vorbild für eine Beziehung, die auch eine Belastung wie den Abschied aushält, besonders wichtig (s. 3.8, S. 77).

Eine pflegerische Beziehung muß auch „zum Abschied fähig" sein.
Zeigt sie Nähe und Distanz, Echtheit in allen Fragen und Achtung vor den gegenseitigen persönlichen Grenzziehungen, so vermittelt sie eine pflegerische Grundhaltung, die auch ein Loslassen ohne Kränkung ermöglicht.

Erwartungen der Pflegebedürftigen

Der zu Pflegende/zu Betreuende erwartet bei einem Wechsel der Schüler:

- Anregung durch Kennenlernen neuer Schüler,
- Kontinuität im Tagesablauf und Sorgfalt bei der Pflege,
- Verständnis für seine Generation, seine Situation und Bedürfnisse,
- Achtung vor dem alten, kranken oder behinderten Menschen und seinen Lebenserfahrungen,
- Taktgefühl und Einfühlungsvermögen.

## Die Vertreter der Schule

Verbindung von Theorie und Praxis

Der Praxisblock soll dem Schüler Gelegenheit geben, den Pflegealltag kennenzulernen und unter fachlicher Begleitung sein inzwischen erworbenes theoretisches Wissen umzusetzen. Sein Einsatz soll seinem Ausbildungsstand entsprechen und unter Berücksichtigung des Lehrplans gestaltet werden.

Erwartungen der Schule an den Praxisanleiter

Die Vertreter der Schule erwarten Unterstützung durch

- Kennenlernen der Alltagspraxis der entsprechenden Einrichtung,
- die praktische Umsetzung bisher erworbenen theoretischen Wissens,
- Demonstrationen und begleitende Erklärungen,
- Einüben von Pflegehandlungen,
- konstruktive Rückmeldungen an den Schüler,
- Mitwirkung bei der Leistungsbeurteilung,
- gemeinsame Vorgehensweise bei der Zusammenarbeit in außergewöhnlichen Situationen (z. B. grobe Fehlleistungen, unentschuldigtes Fehlen).

Erwartungen des Anleiters an die Schule

Um die Verständigung zwischen Schule und Praxisstelle zu optimieren, sollten regelmäßige Treffen (durch die Schule) organisiert werden. Dabei können z. B.

- organisatorische Fragen,
- inhaltliche Fragen,
- Praxisbesuche des Fachlehrers,
- Führung eines Praxisbegleitbuches,

- Probleme (persönlicher und institutioneller Art) und
- neue Erkenntnisse und Maßnahmen besprochen werden.

Gegenseitige Verständigung durch die Praxisbesuche des Fachlehrers

Einen wichtigen Beitrag zur gegenseitigen Verständigung leisten die Praxisbesuche des Fachlehrers der Schule. Neben der persönlichen Kontaktaufnahme mit dem Anleiter und dem Team kann er sich vor Ort ein Bild über das Pflegekonzept der Einrichtung machen und die Arbeitsbedingungen der Pflegekräfte erleben.
Folgendes Praxisbeispiel aus der Ausbildung von Heilerziehungspflegern verdeutlicht, wie wichtig es für den Fachlehrer ist, bei diesen Praxisbesuchen nicht vorschnell zu „Diagnosen“ und Interpretationen zu gelangen. Ein Lehrer, der seiner theoriegeleiteten Wahrnehmung freien Lauf läßt, kann dabei den Blick für die reale Situation des Schülers verlieren.

Eine Praxisprobe bei Anwesenheit des Fachlehrers in einer Wohngruppe für körperbehinderte Jugendliche

Frieder hatte sich für seine 3. Praxisprobe im ersten Ausbildungsjahr eine nicht ganz einfache Situation ausgesucht. Mit der sechzehnjährigen mehrfach behinderten Iris wollte er den Ablauf der morgendlichen Frühtoilette spielerisch darstellen und einüben, um ihr zu mehr Selbständigkeit und Unabhängigkeit zu verhelfen. Auf einen schönen, bunten Karton hatte er die einzelnen Schritte und Verrichtungen aufgemalt und ausgeschnitten. Die einzelnen Symbole lagen nun auf dem Tisch: aus grünem Papier die Seife, blau das Handtuch, rosa die Unterwäsche, gelb die Zahnbürste usw. Iris sollte nun die Symbole in der richtigen Reihenfolge ordnen und danach auf vorbereitete Kartons kleben. Es war Frieder klar gewesen, daß in dieser Anleitungssituation mehrere zusätzliche Personen anwesend sein würden: die Gruppenmitarbeiterin, die Anleiterin und der Fachlehrer. Hatte er bedacht, daß er „Außenstehende“ in die recht intime Situation mit einbeziehen würde? Zunächst klappte es ganz gut. Frieder sparte nicht mit Lob und animierte seine „Schülerin“ in bewährter Weise fortzufahren. Als aber die „rosa Unterwäsche“ an die Reihe kam, konnte Iris nicht mehr an sich halten und begann schallend zu lachen. Frieder, zunächst amüsiert über seine lebensfrohe Bewohnerin, lachte mit, doch als das Lachen nicht mehr aufhören wollte, begann er es einfach zu ignorieren. Jeder weitere Schritt wurde nun von heftigen Lachsalven begleitet. Ein sinnvolles Weiterarbeiten war nicht mehr möglich. Doch Frieder saß mit ernstem Gesicht dabei und lobte Iris (... so wie er es in der Schule gelernt hatte!).

Nachgespräch

Das Nachgespräch war schwierig. Frieder saß steinern da und war „zu“. Er hatte seine Aufgabe zwar zu Ende gebracht und sein Ziel erreicht, aber er hatte sich selbst und Iris dabei „verloren“. Für den Fachlehrer war die Situation klar: Frieder hatte die Situation unterschätzt und Iris in eine peinliche Situation gebracht, die sie nur noch mit penetrantem Lachen „überspielen“ konnte. Auch die Anleiterin vertrat diese „These“. Nur die Gruppenmitarbeiterin blieb auffallend still und vor allem Frieder wollte diese einleuchtende Interpretation nicht übernehmen. Was für die von außen Kommenden (Fachlehrer und Anleiterin) so eindeutig schien, war für die Insider (Schüler, Gruppenmitarbeiterin) keinesfalls naheliegend. Das Gespräch kam ins Stocken und wurde schließlich für alle sehr unbefriedigend. Frieder blieb „verstockt“ und uneinsichtig, der Fachlehrer „rechthaberisch“ und von seiner Theorie überzeugt.

Was war schiefgelaufen? Hatte sich der Lehrer, der Iris zum ersten Mal erlebt hatte, zu einer Schnelldiagnose hinreißen lassen? Hätte er realisieren müssen, daß Frieder nach dieser für ihn schwierigen Situation alles andere als ein rechthaberisches Streitgespräch gebraucht hätte?

**Außensicht und Insiderwissen**

Zwei Wochen später gab es ein Nachgespräch zum Nachgespräch. Dort konnte der Schüler seinem Lehrer (endlich) klarmachen, daß das „Lachverhalten“ von Iris Teil ihrer Behinderung ist und daß es in vielen Situationen ihre Art darstellt, sich mit der Umwelt auseinanderzusetzen.

**Besuche des Fachlehrers helfen Konflikte abbauen**

Durch seine Mitarbeit lernt der Fachlehrer den Schüler auch von seiner praktischen Seite kennen, er beobachtet ihn bei seiner Arbeit und kann ihm dabei oft wichtige Tips geben. Sein aus persönlichem Einblick gewachsenes Verständnis für die Arbeit in der Wohn- und Pflegegruppe fördert nicht nur das gegenseitige Vertrauen und die Zusammenarbeit, es hilft ihm auch, die Bedingungen der Praxis realistisch zu sehen und die Konflikte zwischen Theorie und Praxis besser zu handhaben.

„Als äußerst effektiv für den Theorie-Praxis-Bezug hat sich erwiesen, daß die Lehrkraft den Schüler während einer Arbeitsphase begleitet bzw. mit ihm/ihr zusammenarbeitet. Inhalte können z. B. sein: die morgendliche Unterstützung bei der Körperpflege incl. Lagerung, Verbandwechsel u. ä.; das Mitfahren bei einem Teil der Tour in der Sozialstation, eine „Morgenrunde“ oder eine andere Gruppenarbeit oder Einzelbetreuung.“ (Ursula Pfäfflin-Wagner 1995)

## 5.2 Das Miteinander ist entscheidend

**Pflege orientiert sich am ganzen Menschen**

Beim Lernen in der Praxis begegnen sich Menschen mit einem gemeinsamen Ziel: Pflege, am ganzen Menschen orientiert, zu erleben.
Diese ganzheitliche Sichtweise von Pflege umfaßt nicht nur die Person des zu Pflegenden, sondern bezieht auch alle beruflich Beteiligten mit ihren Erwartungen und Möglichkeiten ein. Sie prägt im besonderen die persönliche Entwicklung des Schülers.

**Prägende Einflüsse für den Schüler**

Mit seiner Entscheidung für einen Pflegeberuf hat sich der Schüler auf einen Weg begeben, der ihn mit Krankheiten, Lebenskrisen und Sterben konfrontiert. Diese Erfahrungen haben einen großen Einfluß auf seinen eigenen Entwicklungsprozeß, besonders wenn er noch sehr jung mit seiner Ausbildung beginnt.

Deshalb sucht er vor allem ein persönliches und berufliches Vorbild, an dem er sich orientieren und vielleicht auch einmal festhalten kann (s. 3.8).

**Vertrauen erhöht Lernmotivation**

Ein Vorschuß an Vertrauen und positive Rückmeldungen aus seiner Umgebung stärken sein Selbstbewußtsein und erhöhen seine Lernmotivation (s. 3.2, 3.5).

# 6. Lernziele bestimmen die Richtung

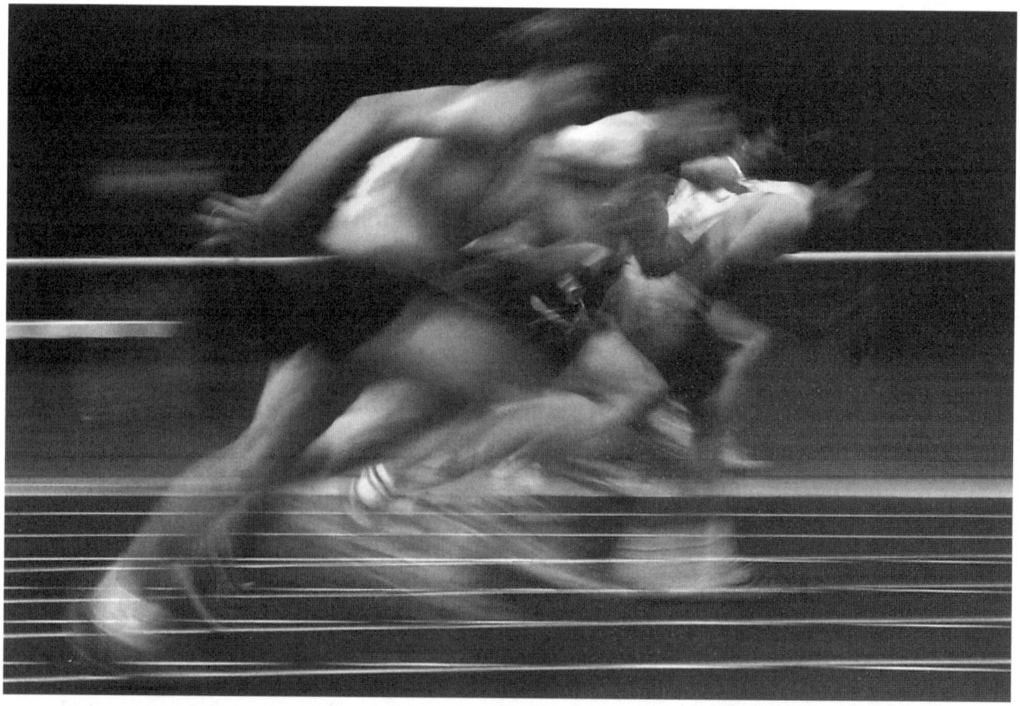

## 6.1 Lernziele führen zu Handlungskompetenz

„Der Mensch lernt mit Kopf, Herz und Hand“ (Pestalozzi), Lernen bedarf jedoch der Steuerung.

Durch die Zusammenarbeit von Schule und Praxisstellen soll der Schüler die notwendigen Grundlagen für seine berufliche Handlungskompetenz vermittelt bekommen, d. h., er soll in seinem späteren Beruf eigenverantwortlich und situationsgerecht pflegen und betreuen können.
Dazu sind viele gesteuerte Einzelschritte notwendig, die alle gemeinsam zu einem erfolgreichen Ausbildungsziel führen.

**Umfassende Lernziele**

Unter dem Zielaspekt *Handlungskompetenz* werden im folgenden Fähigkeiten beschrieben, die der Schüler im Laufe seiner Ausbildung erwerben soll. Sie erfordern nicht nur Wissensvermittlung, sondern vor allem begleitende Unterstützung bei allen sozialen Erfahrungen, vor allem bei der Begegnung mit kranken, alten oder behinderten Menschen.

Im Laufe seiner Ausbildung soll der Schüler:

**Verständnis entwickeln**

Verständnis entwickeln für den alten, kranken oder behinderten Menschen in seiner individuellen, oft schwierigen Lebenssituation. Bereit sein, ihn stets vor dem Hintergrund seiner gesamten Lebenssituation zu sehen und ihn so anzunehmen, wie er heute ist.

**Sensibilität entwickeln**

Sensibel werden für eine individuelle, an den Bedürfnissen des einzelnen orientierte Pflege und Betreuung. Diese soll dabei so weit wie möglich als Hilfe zur Selbsthilfe verstanden werden.

**Praktische Fähigkeiten entwickeln**

Fähig werden, seine theoretischen Kenntnisse in praktische Arbeit umzusetzen, Pflegemaßnahmen individuell und situationsgerecht zu planen und durchzuführen. Dabei soll er die eigene Arbeit kritisch beobachten, auf Verbesserungsmöglichkeiten überprüfen und für Anregungen offen sein.

**Eigene Grenzen akzeptieren**

Die Grenzen der eigenen psychischen und körperlichen Belastbarkeit wahrnehmen und ernst nehmen und sein Verhalten entsprechend steuern. Auch soll er den Mut haben, auch einmal „nein" zu sagen, wenn er sich überfordert fühlt.

**Teamfähigkeit und Kritikfähigkeit lernen**

Lernen, auch in schwierigen Situationen mit „Andersdenkenden" zusammenzuarbeiten, zu seiner eigenen Meinung zu stehen, aber auch berechtigte Kritik konstruktiv anzunehmen.

**Interesse für berufliche Entwicklungen erhalten**

Seine eigenen Erfahrungen reflektieren, für neue fachspezifische Erkenntnisse und für berufspolitische Interessen der Zeit offen sein und sich aktiv an der Weiterentwicklung der Pflegeberufe beteiligen.

### Handlungskompetenz muß trainiert werden

Mit dem Ende der Ausbildung wird zwar der offizielle Abschluß eines schulischen Lernvorgangs dokumentiert, damit beginnt jedoch das eigenverantwortliche und selbstgesteuerte Lernen.

**Handlungskompetenz muß gefördert werden**

Handlungskompetenz erfordert ständiges Weiterlernen, Schritthalten mit Veränderungen und neuen Erkenntnissen.

## 6.2 Jedes Teilziel ist ein Baustein in der Ausbildung

Der lange Weg (in der Regel drei Jahre) bis zum Abschluß einer pflegerischen Ausbildung muß in überschaubare Ausbildungs-

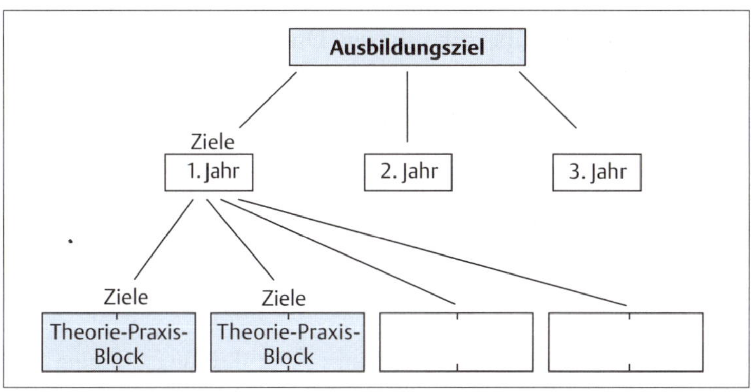


Abb 6.1 Jedes Teilziel ist ein Baustein in der Ausbildung

abschnitte eingeteilt werden, für die jeweils Teilziele mit inhaltlich übereinstimmenden und sich ergänzenden Schwerpunkten vereinbart werden (Abb. 6.1).

Ziele für ein Jahr

So werden z. B. in den Ausbildungsrichtlinien von Baden-Württemberg (für Altenpflege) folgende Ziele für ein Ausbildungsjahr beschrieben (*):

1. Jahr
Korrektes Durchführenkönnen von pflegerischen Maßnahmen im Rahmen der Aktivitäten des täglichen Lebens (ATLs),
Entwickeln von Sensibilität für die Situation des alten Menschen.

2. Jahr
Fachgerechtes Durchführenkönnen diagnostisch-therapeutischer Maßnahmen,
Mitwirkung bei der Aufgabe zur Planung und Gestaltung des betreuerischen, pflegerischen und aktivierenden Alltags des alten Menschen.

3. Jahr
Erfassen von speziellen Pflegesituationen und adäquates Handeln,
Erfassen und Gestalten von Arbeits- und Tagesabläufen in den Einrichtungen nach ihren Möglichkeiten.

Beurteilung nach einem Ausbildungsjahr

Dazu wird gefordert:
„Zum Abschluß eines jeden Schuljahres übersendet der Träger der Einrichtung der Schule zu einem von der Schule bestimmten Termin eine Beurteilung mit der Aussage, ob die „Praxis in der Altenpflege“ mit Erfolg abgeleistet worden ist“ (*).

## Rückmeldungen motivieren

Bestätigung oder Korrektur möglich

Durch die Aufteilung in zeitlich begrenzte, überschaubare Einheiten mit Abschlußbeurteilung wird auch für den Schüler seine Ausbildung überschaubarer. Durch die offizielle Rückmeldung nach jeder Einheit bekommt er

- Bestätigung für seinen Einsatz oder
- Hinweise zur Kurskorrektur.

In jedem Fall sollte ihn die Rückmeldung zum Engagement für den weiteren Ausbildungsverlauf motivieren (s. 3.5, S. 57ff).

---

(*) Entnommen aus der Ausbildungs- und Prüfungsordnung des Sozialministeriums in Baden-Württemberg für Berufsfachschulen für Altenpflege vom 23. 05. 1995

## 6.3 Lernen mit Zielvorgaben durch die Schule

Beispiel für theoretische Ausbildungsinhalte

Im theoretischen Einführungsblock der Altenpflegeschule werden im Rahmen der Aktivitäten des täglichen Lebens (ATLs) zunächst Grundlagen für allgemeinpflegerische Maßnahmen wie z. B. „Sich waschen und kleiden“, vermittelt. Gleichzeitig werden Maßnahmen zur sorgfältigen Beobachtung besprochen und eingeübt.
Der Anspruch des alten Menschen auf Wahrung seiner Rechte und Würde und sein biographischer Hintergrund werden in alle Unterrichtseinheiten einbezogen und durch entsprechende Methoden vertieft.

Beispiele für abgeleitete Lernziele

Aus den vorgegebenen theoretischen Lerninhalten ergeben sich für den darauffolgenden Praxisblock z. B. folgende Lernziele:

Der Schüler soll

- sensibel werden für die Situation der zu Pflegenden und stets ihre Würde achten,
- Körperpflege und prophylaktische Maßnahmen nach individuellen Wünschen und Bedingungen durchführen können,
- Intimsphäre respektieren,
- Veränderungen beobachten, Bericht erstatten und im Dokumentationssystem eintragen.
- Ressourcen der zu Pflegenden erkennen und fördern,
- bei Pflegemaßnahmen hygienische Grundsätze beachten,
- Pflegematerial sinnvoll und wirtschaftlich einsetzen und entsorgen.

Durch die Verzahnung der theoretischen und praktischen Inhalte lernt der Schüler Zusammenhänge „begreifen“, sein theoretisch erworbenes Wissen prägt sich leichter und nachhaltiger ein. Außerdem wird er zum Weiterlernen motiviert, weil er den Sinn seines Handelns versteht, Freude an der Arbeit erlebt und sich in seinem Berufswunsch bestätigt fühlt.

„Gelingt es in der Ausbildung nicht, die Fähigkeit zur theoretischen Reflexion der Praxis und zu entsprechendem Handeln zu entwickeln, so kann man strenggenommen nicht von „Fachkräften“ sprechen – das Ausbildungsprodukt ist dann eine angelernte Hilfskraft mit aufgesetztem, aber nicht integriertem theoretischen Wissen“. (Ursula Pfäfflin-Wagner 1995)

## 6.4 Ein erster Praxiseinsatz ohne klare Zielvorgaben

Im folgenden Beispiel beschreibt Eva-Maria Krampe die Situation einer Schülerin (Anne) in ihrem ersten Praxiseinsatz bei unzureichender Absprache über die zu erreichenden Lernziele.

**Annes erster Tag auf Station**

„Nach dem mehrwöchigen Blockunterricht zu Ausbildungsbeginn, in dem die SchülerInnen die ersten ATLs (Aktivitäten des täglichen Lebens) theoretisch kennengelernt hatten, begann der erste Praxiseinsatz. Anne ging, begleitet von einem Unterrichtspfleger, auf Station. Sie hatte die Aufgabe, eine Patientin bezüglich der ihr bekannten ATLs zu betreuen und darüber zu berichten. So weit, so gut. Nur als sie dann vor der Patientin stand, hatte sie keinen blassen Schimmer, was sie eigentlich machen sollte.
So hilflos und unsicher hat sie sich in den ersten Praxiseinsätzen häufiger gefühlt.
Notwendigerweise hinkt der theoretische Unterricht anfangs oft hinter den Anforderungen auf Station hinterher. Es werden manchmal Dinge verlangt, die die Schüler noch gar nicht kennengelernt haben. Und manche Schwestern verstehen nicht, daß die Schüler bestimmte Dinge einfach noch nicht können." (Eva-Maria Krampe: Anne Rocksloh, Krankenpflegeschülerin).

**Vom Einfachen zum Komplexen**

Annes theoretische Grundlagen hatten sich umfassend auf die Aktivitäten des täglichen Lebens (ATLs) konzentriert. Als Lernziel für den ersten Praxiseinsatz hätte sich daraus z. B. das Durchführenkönnen von pflegerischen Maßnahmen im Rahmen der ATLs ergeben (s. 6.2).
Für Annes ersten Tag wäre es hilfreich gewesen, wenn daraus ein Teilziel gewählt und ihr eine überschaubare Aufgabe übertragen worden wäre.
Sie hätte z. B. die Körperpflege der Patientin unter der Anleitung des Unterrichtspflegers durchführen und sich damit auf eine konkrete Aufgabe konzentrieren können.

**Anne war einfach überfordert**

So „hinkte" der theoretische Unterricht in diesem Fall nicht den Anforderungen der Station hinterher, vielmehr war die Aufgabe für einen ersten Tag einfach zu komplex und Anne damit total überfordert.
Zudem sind die Eindrücke am Anfang eines ersten Praxiseinsatzes so vielfältig und dürfen nicht unterschätzt werden, so daß ein Schüler oft froh ist, wenn er sich an einer klaren überschaubaren Aufgabenstellung festhalten kann.

## 6.5 Zielvorgaben als Angebot der Praxisstelle

Umgekehrt kann durch Zielvorgaben der Praxisstelle die Auswahl und Organisation eines Einsatzortes entsprechend dem Ausbildungsstand des Schülers vereinbart werden. Schule und Schüler können sich detailliert über die gegebenen Lernmöglichkeiten informieren, Schwerpunkte herausgreifen, Praxiserfahrungen gezielt ergänzen bzw. vertiefen.

## Praktischer Lernzielkatalog eines Gerontopsychiatrischen Pflegeheimes

**Nach 2 Vorlagen erarbeitet, die im Deutschordens-Fachseminar, Köln, Leitung Frau Adelheid Weller, in PRAXISANLEITERKURSEN erstellt wurden. GB**

Der Praktikant kann bei uns ...

1. die am Bewohner orientierte aktivierende Beziehungspflege kennenlernen;
2. für die spezielle Sichtweise der Bedürfnisse der Bewohner einer Gerontopsychiatrie sensibilisiert werden;
3. die Wichtigkeit der Pflegeplanung kennenlernen;
4. die Umsetzung der Pflegeplanung und den damit verbundenen Einsatz des Dokumentationssystems erlernen;
5. lernen, mit abstrakten Begriffen wie „aggressiv, tobsüchtig" und dergleichen behutsam und verantwortlich bei der Berichterstattung umzugehen;
6. lernen, die präsentierte Persönlichkeit des Bewohners und die Angaben der Anamnese in Relation zu setzen;
7. die Formulierung kurzer, knapper, nicht wertender Berichte kennenlernen und nach Einarbeitung selbständig vornehmen;
8. die Beziehungspflege mit ihren Grenzen, Nähe – Distanz und auch Verlusten erleben und erlernen;
9. die Begleitung Sterbender im Team, alleine und mit anderen Bewohnern miterleben und persönliche Rückschlüsse ziehen;
10. sich auseinandersetzen mit scheinbar würdelosen Situationen von Bewohnern (z. B. Essen von Kot);
11. lernen, den Bewohner als Persönlichkeit zu respektieren, (z. B. auch bei Kontinenzverlust);
12. erlernen, Verständnis und angemessene Reaktionen auf das Verhalten der Bewohner zu zeigen;
13. lernen, Tatenlosigkeit für sich hinzunehmen,
14. noch vorhandene Restfähigkeiten des Bewohners erkennen, unterstützen und evtl. reduzierte wieder herstellen lernen;
15. die Grundpflege unter Berücksichtigung der aktivierenden Pflege in angemessener Nähe + Distanz kennenlernen und durchführen, kann lernen sich einzugestehen und auch mal zu sagen: „Ich kann heute nicht!";
16. lernen, mit den bei uns vorhandenen Hilfsmitteln umzugehen und deren Sinn zu verstehen;
17. die Versorgung und Pflege der Kleider, der Wäsche, der Tiere, mit und ohne Bewohner, eigenständig vornehmen;
18. die verschiedenen Krankheitsbilder mit ihren Behandlungen, Maßnahmen und Medikamenten kennenlernen;
19. mit den entsprechenden Ärzten über die Behandlung sprechen;
20. sensibel werden für persönliche Anliegen des Bewohners und sie ihm zu erfüllen, helfen, soweit es möglich ist;
21. die Problematik kennenlernen, die Barbetragsverwaltung im Sinne des Bewohners zu gestalten;
22. die große Anzahl der Angebote des Hauses kennenlernen und nutzen;
23. lernen, den Tag mit und für den Bewohner zeitlich so zu strukturieren, daß der Bewohner die Möglichkeit hat, sich daran zu orientieren;
24. erfahren, wie Beschäftigungstherapie speziell auf psychisch kranke Menschen umsetzbar ist;
25. lernen und später auch eigenverantwortlich kleine Feste vorzubereiten und durchzuführen;
26. mit Bewohnern Ausflüge machen;
27. Bewohner zum Einkaufen kleiner persönlicher Dinge anregen und begleiten (Blumen – Zeitung – Schokolade);
28. den Bewohner zum Arzt oder zur hl. Messe zu begleiten;
29. Sterbebegleitung im Rahmen seiner persönlichen Annahmebereitschaft wahrnehmen und einüben.

Aus: DBVA Information, Heft 5/1990

## 6.6 Lernziele für die Ausbildung von Heilerziehungspflegern

Die meisten Bundesländer sehen derzeit *die Befähigung zur selbständigen Erziehung und Pflege, sowie zur außerschulischen Bildung, Berufsförderung und sozialen Eingliederung Behinderter* als das „*Kardinalziel*" ihrer dreijährigen Ausbildung zum Heilerziehungspfleger an.
Die Bundesarbeitsgemeinschaft für Ausbildungsstätten für Heilerziehungspflege in der BRD nennt darüberhinaus folgende *allgemeine Ziele*:

**– Ganzheitlichkeit**
Um den besonderen Anforderungen gerecht zu werden, muß der Fachschüler auf ein berufliches Handeln vorbereitet werden, das die ganzheitliche Pflege und Förderung von Menschen mit unterschiedlichen Behinderungen in allen Lebensaltersstufen und in verschiedenen Lebensbereichen umfaßt.

**– Vielfalt**
Der Fachschüler soll sich auf die vielfältigen Tätigkeitsfelder einstellen können.

**– Theorie/Methodik**
Hierzu gehört die Kenntnis grundlegender Theorien und Methoden in der Behindertenarbeit.

**– Partnerschaft**
Die partnerschaftliche Beziehung zum Menschen mit Behinderung steht im Vordergrund.

**– Kooperation**
Die förderliche Kooperation mit Kollegen auch anderer Berufsgruppen setzt die

**– Findung**
Findung der eigenen beruflichen Identität voraus. Diese ist wieder eng verbunden mit

**– Persönlichkeitsentwicklung**
der offenzuhaltenden Weiterentwicklung der eigenen Persönlichkeit.

Auch in der Heilerziehungspflege hat sich eine stufenweise aufeinander aufbauende Vorgehensweise bewährt. Je nach Ausbildungskonzeption der jeweiligen Fachschule werden auch hier Schwerpunkte in den einzelnen Ausbildungsjahren festgelegt.

**1. Ausbildungsjahr**

Die Einführung in die zahlreichen Themenbereiche der Arbeit im ersten Ausbildungsjahr (z. B. über Praxis- und Anleitungsproben, Praktika und Hospitationen) mit dem Ziel die verschiedenen Aspekte der Alltagsgestaltung kennenzulernen.

2. Ausbildungsjahr

Die Planung und Durchführung von längerfristigen Fördervorhaben mit einzelnen oder einer kleinen Gruppe von behinderten Menschen (im Mittelkurs), um in einem Prozeß der kontinuierlichen Begleitung einerseits die Bedürfnisse des zu Betreuenden sehen zu lernen und andererseits die Selbstwahrnehmung zu schulen.

3. Ausbildungsjahr

Das Kennenlernen weiterer Arbeitsbereiche und die Wahrnehmung besonderer Aufgaben im 3. Ausbildungsjahr (z. B. über Anleitungsassistenzen, Hospitationen; Verwaltungspraktika, Teambesprechungen und Gespräche mit Fachdiensten).

# 7. Anleitung muß organisiert werden

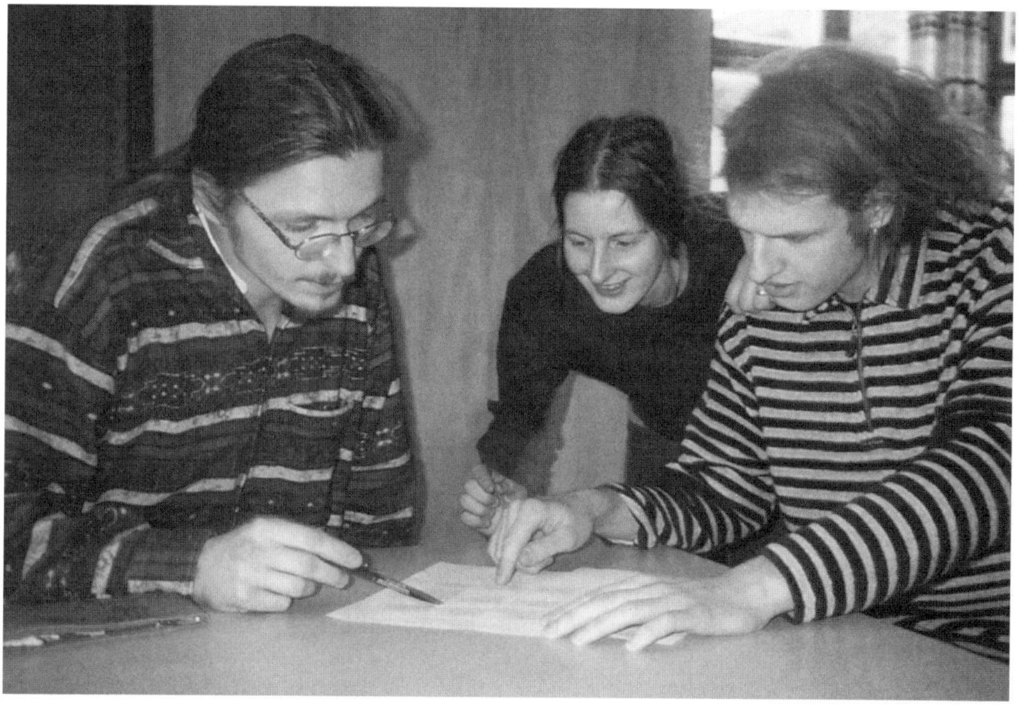

## 7.1 Pflegen lernen im Wechsel zwischen Schule und Praxis

> „Die Theorie muß sich stets und ständig an den Bedingungen der Praxis orientieren, deren Probleme aufgreifen und ihre Erkenntnisse als möglichst konkrete Hilfen wieder der Praxis anbieten."
>
> (A. Vogel)

**Gestaltung der Ausbildung**

Ein sozialpflegerischer Beruf wird in der Regel in abwechselnden Theorie- und Praxisblöcken erlernt, wobei die einzelnen Ausbildungsabschnitte in der Praxis durch Studientage unterbrochen sein können.
Die Gestaltung der gesamten Ausbildung und die Stundenverteilung in theoretische und praktische Unterrichtsblöcke orientiert sich an den Richtlinien der jeweiligen Bundesländer.
Die einzelnen Schulen verfügen über einen Freiraum für die Verteilung, Planung und Durchführung der theoretischen und praktischen Lerninhalte und für die Durchführung der Prüfungen am Ende der Ausbildung.

**Zeitlicher Rahmen**

Es hat sich inzwischen bewährt, den zeitlichen Umfang der einzelnen Praxisblöcke nicht zu knapp zu bemessen. Ein Schüler kann sich erst dann ganz auf seine eigentliche Aufgabe konzentrieren, wenn er sich ins Pflegeteam aufgenommen fühlt, sich gut auskennt und zu den Pflegebedürftigen/Bewohnern eine Beziehung aufgebaut hat.

**Organisation durch die Schule**

Neben Absprache und Festlegung von Einsatzort und -dauer des Schülers organisieren die Schulen auch die Besuche des Fachlehrers in der Pflegeeinrichtung (s. S. 133f).
(In Baden-Württemberg z. B. mindestens dreimal im ersten und zweiten Schuljahr und mindestens zweimal im dritten Schuljahr).

Außerdem laden die Schulen die Anleiter und alle an der praktischen Ausbildung beteiligten Personen in regelmäßigen Abständen in die Schule ein. Dort findet ein Austausch von Erfahrungen statt, aufgetretene Probleme werden besprochen und evtl. neue Maßnahmen gemeinsam vereinbart.
Die Schulen sind auch federführend für alle zur praktischen Ausbildung gehörenden schriftlichen Unterlagen und Vorgänge wie z. B.:

- Nachweise über die theoretischen Lerninhalte im vorausgegangenen Theorieblock,
- Überwachung des Praxishandbuches/Praxisordners/Studienbuches des Schülers,
- Aufgabenstellung und Durchsicht von Pflegeberichten, Entwicklungs- und Förderberichten,
- Erstellen von Protokollen bei Praxisbesuchen, Prüfungen,
- Fehlzeitenregelungen usw.

**Organisation durch die Praxisstelle**

Die Praxisstellen übernehmen die Aufgabe, den Schüler während der einzelnen Praxisblöcke seinem Ausbildungsstand entsprechend einzusetzen und seine praktische Ausbildung zu fördern. Sie organisieren seine Einführung in den geeigneten Arbeits-/Betreuungs-/Pflegebereich, sorgen für seine Begleitung durch eine entsprechend geeignete Fachkraft.
Zu den allgemeinen Vorbereitungen der Praxisstellen gehört auch die Planung von Gesprächsterminen mit dem Schüler und mit dem Fachlehrer.
Dabei hat es sich bewährt, wenn mindestens drei „offizielle" Gespräche vereinbart werden (s. 1.7, S. 16), „inoffizielle" Gespräche zwischen Anleiter und Schüler finden in der Regel ohnehin bei Bedarf statt.
Für Schüler, die in dieselbe Pflege- oder Wohngruppe zurückkehren, sollte ebenfalls ein Vorgespräch vor Wiederaufnahme der Arbeit eingeplant werden (s. S. 120f).
Eingeplant werden sollten:

- das Vorgespräch,
- das Zwischengespräch,
- das Beurteilungsgespräch.

**Vorgespräch**

Das Vorgespräch muß *vor Beginn* des Praxisblockes geführt werden. Es dient der gegenseitigen Information und Festlegung der Lernziele, dem Schüler hilft es, Vertrauen aufzubauen (s. S. 121f).

**Zwischengespräch**

Das Zwischengespräch sollte *spätestens in der Mitte* des Praxisblockes geführt werden. Es gibt Auskunft über die Lernentwicklung des Schülers und (noch rechtzeitige) Rückmeldung für alle Beteiligten darüber, ob die Zusammenarbeit wirklich klappt, ob Korrekturen notwendig sind und evtl. neue Ziele vereinbart werden müssen (s. S. 128f).

**Beurteilungsgespräch**

Das Beurteilungsgespräch (s. 11.3, S. 176f) zieht Bilanz über alle Ereignisse und Erfahrungen *am Ende* des Praxisblocks. Es dient zugleich der Beurteilung des Schülers anhand der zu erreichenden Lernziele.

**Planung der nachfolgenden Schritte**

Die wichtigsten Aussagen des Beurteilungsgespräches sollen dazu beitragen, Stärken und Schwächen des Schülers als Grundlage für die Planung weiterer Lernschritte gemeinsam abzuklären und evtl. auch schon entsprechende Maßnahmen einzuleiten.
So könnte z. B. der Schüler im folgenden Praxisblock in einer anderen Pflegegruppe eingesetzt werden, wo sich vermehrt Gelegenheit bietet, eine für ihn schwierige Maßnahme einzuüben (s. S. 130f).

## 7.2 Inhaltliche Schwerpunkte der Theorie- und Praxisblöcke

| Lernort Schule | Lernort Praxis |
|---|---|
| ... organisiert gemeinsame Absprache der Lernziele und -inhalte für die einzelnen Blöcke. | ... beschreibt praktische Lernziele. |
| ... vermittelt Hintergrundwissen für praktisches Handeln, hilft Schülern bei der Einsicht, WARUM so gehandelt werden muß. | ... bietet ein praktisches Übungsfeld zum Umsetzen theoretischen Wissens. |
| ... regt zu Diskussionen über pflegerisches Verhalten an und gibt Orientierung in sozialen Fragen. | ... bietet ein soziales Übungsfeld zum Aufbau von pflegerischen Beziehungen, zur Balance zwischen „Distanz und Nähe". |
| ... führt in bestimmte Pflegetechniken ein und bietet Übungsmöglichkeiten (z. B. an der Puppe). | ... läßt den zu Betreuenden/zu Pflegenden mit seinem biographischen Hintergrund zum Mittelpunkt aller Beobachtungen und praktischen Maßnahmen werden. |
| ... ist wichtiger Gesprächspartner für Fragen und Probleme, auch während der Praxisblöcke. | ... bietet Gelegenheit, in der Begleitung durch den Anleiter professionelles Handeln zu erlernen und einen Überblick über die Pflege- und Betreuungswirklichkeit zu gewinnen. |
| ... gibt Hilfestellung bei der Aufarbeitung negativer Erfahrungen, bleibt Partner für alle Fragen während der gesamten Ausbildung. | ... ermöglicht durch Einzeldemonstrationen eine individuelle Ergänzung der praktischen Lerninhalte nach dem Lehrplan. |

## 7.3 Praktisches Lernen erfolgt in Phasen

**Lernphasen**

Die praktische Ausbildung innerhalb eines Praxisblocks erfolgt schrittweise während einzelner Lernphasen:

Vorbereitung
Durchführung
Ablösung und Auswertung

**Lernziele**

Die einzelnen Lernziele für den jeweiligen Praxisblock ergeben sich aus den Vereinbarungen, die von der Schule mit der Einrichtung auf Grundlage des vorgegebenen Lehrplans, der theoretisch vermittelten Lerninhalte und der vorhandenen Möglichkeiten in der Einrichtung getroffen werden (s. S. 106f).
In der Regel wird von jedem Schüler ein Praxishandbuch oder Praxisordner geführt, in dem für jedes Lernziel die erfolgten Lernschritte vermerkt und vom Anleiter abgezeichnet werden. Damit kann der Ausbildungsstand jederzeit kontrolliert werden.
Im folgenden Text werden die einzelnen Phasen mit ihren wesentlichen Ereignissen und Inhalten, chronologisch geordnet, dargestellt.

## 7.4 Vorbereitung

**Absprachen zwischen den Beteiligten**

Vor Beginn eines Praxisblockes sind zwischen dem Vertreter der Schule, dem Vertreter der Einrichtung (Pflegedienstleiter/Heimleiter) und dem Anleiter Absprachen notwendig, die der gegenseitigen Orientierung dienen und einen möglichst reibungslosen Verlauf der praktischen Ausbildung sichern.
Inhalte der Absprachen:

- Name des Schülers, seine persönliche Situation (soweit für die Ausbildung relevant),
- sein Wissensstand und seine berufspraktischen Erfahrungen,
- Beginn und Dauer der Praxisblöcke,
- besondere Ausbildungsvereinbarungen im Einzelfall,
- Information über geplante Fremdpraktika,
- besondere Interessen, aber auch Schwachpunkte des Schülers,
- Lernangebote der Praxisstelle,
- Termine für Praxisbesuche durch den Fachlehrer der Schule,
- Leistungsnachweise und Prüfungstermine,
- Termin für das Vorstellungs- bzw. Wiederaufnahmegespräch.

Aus der Tatsache, daß bei vielen Pflege-Ausbildungen die Schüler mehrfach in dieselbe Pflege-/Wohngruppe zurückkehren, ergibt sich eine weitere Problemstellung: Schüler und Pflege-/Wohngruppe haben sich unabhängig voneinander verändert bzw. entwickelt. Dennoch ist häufig auf beiden Seiten die Erwartung da, dort anzuknüpfen, wo man aufgehört hat. Dies ist jedoch nur in begrenztem Umfang möglich.

Auch „Rückkehrer" müssen sich neu informieren

Auch bei diesen „Rückkehrern" ist deshalb eine neue Orientierung und Eingewöhnung nötig, besonders wenn in der Zwischenzeit größere Veränderungen eingetreten sind.
Deshalb sollten auch sie nicht gleich in den normalen Arbeitsablauf eingespannt werden, sondern kurz über Neugelerntes berichten und Erwartungen äußern können, wie auch das Team über Veränderungen berichten und seine Hoffnungen über den Lernzuwachs formulieren sollte.

Dieser erste Informationsaustausch zwischen Schule und Praxisstelle ist Grundlage für das offizielle Vorgespräch mit dem Schüler.

## 7.5 Das Vorgespräch soll Vertrauen aufbauen

Ruhige Atmosphäre hilft Spannung abbauen

Für alle Beteiligten, besonders aber für den Schüler ist es hilfreich, wenn die erste Begegnung und das erste Gespräch in einer ruhigen Atmosphäre und ohne Zeitdruck vor dem eigentlichen Praxiseinsatz erfolgen können.
Die Erfahrung zeigt, daß es besser ist, wenn zunächst nicht mehr als zwei Personen das Gespräch mit dem Schüler führen. Eine größere Gruppe könnte den „Neuen" verunsichern und hemmen.

Sorgfältige Information verhindert Fehlplanung

Hilfreich ist auch, wenn schon zu diesem Zeitpunkt ein schriftlicher Nachweis über den Ausbildungsstand bzw. Lernzuwachs des Schülers aus dem vergangenen Theorieblock vorliegt. Mit Hilfe dieser Information kann der Anleiter seine praktischen Demonstrationen auf der Basis der theoretischen Kenntnisse aus der Schule aufbauen. Wurden z. B. die Grundlagen zur Dekubitusprophylaxe theoretisch behandelt, kann der Schüler Gelegenheit bekommen, dies auch praktisch zu üben.

Der nachfolgende Vorschlag für Inhalte und Gestaltung eines Vorgespräches wurde von einer erfahrenen Anleiterin ausgearbeitet:

Vorschlag einer Anleiterin aus der Altenpflege

„Der Pflegedienst- oder Praxisanleiter empfängt den neuen Schüler und begleitet ihn zur Pflegegruppe. Es folgt ein erster Austausch über den Ausbildungsstand des Schülers und über die gegenseitigen Erwartungen mit dem Stationsleiter und/oder dem Praxisanleiter. Bei einer zwanglosen Tasse Kaffee entspannt sich die Gesprächsatmosphäre, die ersten Hemmungen und Ängste des Schülers lösen sich und evtl. vorhandene (gegenseitige) Vorbehalte werden leichter abgebaut.

Konkrete Besprechungspunkte

Besprochen werden sollten:

- die Zielsetzung des Hauses,
- Kenntnisstand und Erfahrungen des Schülers (anhand evtl. vorhandener Protokolle),
- Erwartungen und Wünsche des Schülers und der Einrichtung,
- Arbeitszeitregelung,
- Hinweis auf die Schweigepflicht,
- Größe der Wohn- oder Pflegegruppe, räumliche Orientierungshilfen,
- Tagesablaufgestaltung,
- Besprechungstermine,
- Pflegeorganisation (z. B. Zimmer- oder Gruppenpflege),
- Beschaffung der Dienstkleidung,
- Versicherungsfragen,
- Hinweis auf Literatur, schriftliche Unterlagen, z. B. Dokumentationssysteme, Standards.

Eine Informationsmappe über die Einrichtung, ihre Betreuungskonzepte und Ziele können das Gespräch ergänzen und abkürzen.

Gesprächsprotokolle sind wichtig

Wesentliche Vereinbarungen und Ziele sollten *schriftlich* festgehalten werden, wie z. B. Tätigkeiten, die vom Schüler bereits erfolgreich durchgeführt wurden (bestimmte Pflegemaßnahmen, Organisation von Festen usw.). Dies dient zugleich der Information für das ganze Team und kann bei der nachfolgenden Verteilung der Aufgaben berücksichtigt werden (s. S. 132 Vorgesprächsprotokoll).

## 7.6 Informationen für die Wohn- oder Pflegegruppe

Vorbereitungen der Pflegegruppe

Innerhalb der Wohn- oder Pflegegruppe müssen vor Beginn der Praxisphase ebenfalls verschiedene Fragen geklärt und folgende Informationen übermittelt werden:

- Beginn des Praxiseinsatzes zu einer günstigen Zeit (z. B. am Ende der Schichtübergabe oder zum Mitarbeiterfrühstück),
- besondere Ausbildungsvereinbarungen im Einzelfall,
- Name, persönliche Situation, Wissensstand und berufspraktische Erfahrungen des Schülers,
- besondere Interessen des Schülers, insbesondere in Bezug zum anstehenden Praxisblock,
- Planung des ersten Arbeitstages,

- Absprachen über Lernmöglichkeiten,
- Kennenlernen unterstützender Arbeitsbereiche (z. B. Hauswirtschaft),
- Zugang zu den Informationssystemen,
- Regelung der Dienstzeiten,
- Gesprächstermine und Abschluß des Praxisblockes.

### Der Anfang ist besonders prägend

**Der erste Tag wird nicht vergessen**

Alle Eindrücke und Erlebnisse im ersten Praxisblock (in der Regel nach dem ersten Theorieblock) sind für Schüler besonders prägend und müssen bei der Planung berücksichtigt werden.

> „Die Erinnerung an den ersten Tag in der Pflege ist für alle Berufsangehörige, auch für diejenigen mit vielen Jahren Berufserfahrung, noch gegenwärtig wie gestern". (Christine Sowinsky)

**Überforderung vermeiden**

Für einen guten Anfang in der Praxis sollten deshalb neben der zeitlichen Organisation auch inhaltliche Momente (z. B. Mitleid, Angst, Ekel) berücksichtigt werden. Begegnungen der Schüler mit psychisch oder körperlich Schwerkranken oder die Konfrontation mit großen Wunden (z. B. Dekubiti) sollten nach Möglichkeit nicht schon in den ersten Tagen *unvorbereitet* erfolgen.

**Erlebnisse besprechen**

Wo es sich nicht vermeiden läßt – wenn es z. B. bei einem psychisch kranken Bewohner zu einer akuten Krise mit Fremd- oder Autoaggression kommt, muß unbedingt danach mit dem Schüler gesprochen werden. Er darf ein solches Schockerlebnis nicht unbesprochen mit nach Hause nehmen (s. 3.6, S. 66f).

## 7.7 Durchführung

### Keine Überforderung am Anfang

**Behutsam beginnen!**

Während der ersten Tage ist die *intensive Begleitung des Schülers* durch den Anleiter besonders wichtig, da eine Fülle von Eindrücken auf ihn einstürmt und viele Fragen dabei entstehen. Es empfielt sich daher, die ersten Begegnungen mit den Bewohnern/Patienten und allgemeine Informationen über den Pflegebereich nach Möglichkeit auf mehrere Tage zu verteilen.

Beziehungsorientierte Pflegesysteme (Gruppen- oder Zimmerpflege im Gegensatz zur Funktionspflege) erleichtern grundsätzlich die Einführung. Der Schüler erlebt dabei eine ganzheitlich orientierte Beziehungspflege und fühlt sich mit einbezogen. So könnte es z. B. bei der Zimmer- oder Gruppenpflege genügen, den Schüler am ersten Tag nur mit einem Teil der Bewohner/Patienten bekanntzumachen und ihm nur die Räumlichkeiten des eigenen Wohn- und Pflegebereichs zu zeigen, in dem er arbeiten wird. An den folgenden Tagen wird er dann für weitere Informationen, wie z. B. die anderen Bereiche der Einrichtung, wieder aufnahmefähiger sein.

Die beiden nachfolgenden Berichte von zwei Schülerinnen zeigen die Bedeutung eines „guten Starts":

**Bericht 1**
**Ein guter Start**

> „Als ich zum ersten Mal morgens ins Heim kam, hat mich eine Altenpflegerin angesprochen und auf meine zukünftige Station begleitet. Dort trafen wir dann meine Anleiterin, die mich freundlich empfing und mit meinem Namen ansprach. Sie ging mit mir ins Stationszimmer und stellte mich den anderen Mitarbeitern vor. Es war gerade Frühstückspause, für mich war sogar auch schon gedeckt. Das hat mich sehr gefreut. Da war meine größte Angst schon vorbei ..."

**Bericht 2**
**Ein schwieriger Start**

> „An meinem ersten Arbeitstag im Heim hatte keiner Zeit für mich. Die Pflegekräfte eilten von Zimmer zu Zimmer, im Flur standen überall Wäschewagen und Putzgeräte. Da ich nicht wußte, was ich tun sollte und weil ich mich genierte, untätig dazustehen, ging auch ich geschäftig den Flur auf und ab, so, als ob ich viel zu tun hätte ... Wissen Sie, ich komme aus einem Geschäftshaushalt, da muß jeder anpacken ..."

Bericht 1 zeigt, wie eine gute Vorbereitung und entsprechende Signale für den Schüler (z. B. mit Namen ansprechen) den Weg für das zukünftige Lernen ebnen können, während die Schülerin in Bericht 2 dem Verlauf ihres Einsatzes bestimmt noch mehr verunsichert entgegensieht.

Beide Berichte aus der Praxis bestätigen die „Schlüsselfunktion" des ersten Arbeitstages und rechtfertigen damit den Aufwand für die sorgfältigen Vorbereitungen eines guten Beginns.

### Planung eines ersten Arbeitstages

Nachfolgendes Beispiel für die Planung eines ersten Arbeitstages wurde von Pflegekräften der Altenpflege im Rahmen einer Fortbildungsveranstaltung entwickelt

**Beispiel**

**Frühschicht**

| | |
|---|---|
| 8.00 | Dienstbeginn für den Schüler, Begrüßung durch den Anleiter, kurze Information über die erste Pflegemaßnahme |
| 8.15 | Anleiter und Schüler gehen zusammen in ein Zweibettzimmer. Vorstellung des Schülers. Hilfestellung beim Aufstehen und bei der Körperpflege am Waschbecken. Der Schüler schaut zu (mit Einverständnis der zu Pflegenden) und macht bei Bedarf kleinere Handreichungen. |
| 9.00 | Mitarbeiterfrühstück, Kontakt mit dem Team |
| 9.30 | Ganzwaschung eines Heimbewohners mit Prophylaxen im Bett |
| 10.15 | Aufräumarbeiten, Bettenmachen, Einsicht in Pflegestandards und Dokumentationssysteme |
| 11.00 | Vorstellung und Gespräch des Schülers mit Heimbewohnern |
| 11.30 | Verteilung und Hilfestellung beim Mittagessen |
| 12.15 | Toilettengang und Hilfestellung beim Zubettgehen |
| 13.00 | Übergabe |
| 13.30 | Dienstschluß und Gespräch mit dem Schüler über erste Eindrücke |

**oder Spätschicht**

| | |
|---|---|
| 13.00 | Dienstbeginn, Begrüßung des Schülers und anschließende Dienst-Übergabe |
| 13.30 | Anleiter und Schüler geben (nach Vorstellung des Schülers) Heimbewohnern Hilfestellung beim Aufstehen, Begleitung in den Aufenthaltsraum, Hilfestellung beim Kaffetrinken, Gespräche des Schülers mit einzelnen Heimbewohnern. |
| 15.00 | Spaziergang mit einem Heimbewohner (evtl. mit Rollstuhl) |
| 15.30 | Rundgang durch den Pflegebereich, Funktionsräume, Einsicht in Pflegestandards und Dokumentationssysteme |
| 16.30 | Abendessen vorbereiten, austeilen, Hilfestellung geben beim Essen |
| 17.30 | Ausklang des Tages (Singen, Vorlesen) |
| 18.30 | Hilfestellung beim Zubettgehen der Heimbewohner |
| 19.00 | Übergabe an die Nachtwache, Gespräch mit dem Schüler über erste Eindrücke |

**Vorteile der Spätschicht**

Manche Einrichtungen bevorzugen grundsätzlich den Beginn am Nachmittag (Spätschicht), weil der größere Arbeitsanfall des Tages in der Regel dann getan ist und daher mehr Zeit und Ruhe für die Einführung des neuen Schülers gegeben ist. Da sich an die Spätschicht-Woche meist auch der Wochenend-Dienst anschließt, ist der Schüler dann in der meist „personalärmeren" Zeit am Wochenende schon einigermaßen mit seinem Praxisfeld vertraut. Er kommt auch besser allein zurecht, wenn der Anleiter wenig Zeit für ihn hat.

**Zwischenzeiten nützen**

In der Praxis hat sich gezeigt, daß eine (grobe) Zeitplanung in den ersten Tagen grundsätzlich hilfreich sein kann, daß sich aber trotzdem immer wieder *Zeitlücken* ergeben können, die sinnvoll und flexibel genützt werden wollen. Es sollte daher vorher überlegt werden, wie der Schüler in solchen *Zwischenzeiten* sinnvoll beschäftigt werden könnte: Vielleicht freut sich ein Heimbewohner über einen kurzen Spaziergang?

**„Eckdaten" absprechen**

Wenn eine detaillierte Zeitplanung (besonders in den folgenden Tagen) zu umständlich erscheint, dann sollten zumindest zeitliche „Eckdaten" mit dem Schüler abgesprochen werden, an denen sich Anleiter und Schüler *sicher wieder begegnen* und neu absprechen können, z. B. ... „bis zum Frühstück um 8.00 Uhr ..."

**Die Übergabe als wichtige Informationsquelle**

Die (Dienst-) Übergabe zwischen den einzelnen Schichten ist eine günstige Gelegenheit für den Schüler, dem ganzen Team zu begegnen, den Arbeitsablauf nochmals zu reflektieren bzw. kommende Aufgaben abzusprechen und Informationen auszutauschen.
Hierbei kann er zusätzliche pflegerelevante Hintergrundinformationen bekommen und manche seiner Beobachtungen besser zuordnen, besonders wenn er die Beobachtungen aus der Sicht anderer Mitarbeiter einbezieht.

Die Gestaltung der Übergabe, Raum, Atmosphäre, Umgang der Teilnehmer untereinander, Wortwahl bei den Berichten über die zu Pflegenden spiegeln das Pflegeverständnis der Gruppe wider und beeinflussen auch die Lernentwicklung des Schülers.

**Fragen zeigen, wo der Schüler steht**

Wichtig ist auch hier, ihn von Anfang an einzubeziehen, ihn zu ermuntern, Fragen zu stellen und über seine Beobachtungen und seine Erlebnisse zu sprechen.

Der Anleiter muß auf den Schüler zugehen, um herauszufinden, was ihm schwerfällt, bzw. „wo der Schuh drückt".

Fragen zeigen dem Anleiter, wo der Schüler steht! Er kann zugleich feststellen, ob er genau hinhört, ob er sich unter Druck fühlt und evtl. meint, „er müßte schon alles können".
Ein Abschlußgespräch bei Dienstende kann verhindern, daß er seine Ängste mit nach Hause nimmt.

**Bericht einer Schülerin am Ende ihres ersten Arbeitstages**

> „Heute habe ich an viele Türen geklopft und bin jedesmal mit bangen Gefühlen in die Zimmer gegangen. Ich habe viele Hände geschüttelt, jedesmal mich vorgestellt und viele Augen gesehen, die mich teils freundlich fragend, teils traurig oder gar nicht angesehen haben. Meine Anleiterin hat mir jeweils (vor der Türe) kurze Informationen über Namen, Krankengeschichten und sonstige Besonderheiten gesagt, aber das habe ich dann gleich wieder vergessen, weil ich zu aufgeregt war. Eigentlich weiß ich jetzt gar nichts mehr, ich erinnere mich nur an meine Gefühle, wenn mich jemand besonders freundlich oder traurig angeschaut hat.
> Morgen werde ich aber versuchen, mir die Namen zu merken."

## Wichtige Informationen für den Anfang

**Informationen geben Sicherheit**

Um sich von Anfang an gut in seinen Arbeitsbereich einleben zu können, muß der Schüler über folgende Punkte Bescheid wissen:

- Wer ist Ansprechpartner bei Unsicherheiten/Fragen?
- Tagesablauf und Pausenregelung,
- Wer ist für was zuständig?
- Orientierungshilfen wie Anschlagtafeln, Listen,
- Pflegestandards und Dokumentationssysteme,
- Funktionsräume,
- Ver- und Entsorgung von Pflegematerial,
- Umkleidemöglichkeiten für Personal,
- Mahlzeitenregelung, Essensmarken,
- Schlüssel,
- Umgang mit Geschenken,
- Brandschutzmaßnahmen, Notfälle.

In den folgenden Tagen und Wochen wird der Schüler entsprechend seinem Wissensstand und praktischen Lernzuwachs schrittweise in den normalen Arbeitsablauf und in die Verantwortung eingebunden.

**„Ich werde allmählich sicherer"**

Ziel des Anleiters ist es ja, sich entbehrlich zu machen. Deshalb wird er für jeden Schüler *individuell* entscheiden müssen, wann und bei welchen Maßnahmen er ihn mitarbeiten, unter Beobachtung allein arbeiten und nachfolgend selbständig werden lassen kann (s. 3.9, S. 78).

Fordern ohne zu überfordern

Häufig erfordert jedoch einfach die aktuelle Situation ein schnelleres Übertragen von Pflichten und Verantwortung als zunächst geplant.
Dies kann ein Ansporn für den Schüler sein und sich positiv auswirken, wichtig ist nur, daß er sich dabei nicht selbst überschätzt, Sicherheit vortäuscht und der zu Pflegende/zu Betreuende darunter leiden muß.

Übertragen von Aufgaben muß individuell erfolgen

Durch Begleiten, Beobachten und eigenständiges Handeln wächst der Schüler in die Realität des Betreuungs- und Pflegealltags hinein und beginnt, Zusammenhänge zu verstehen. Er versucht mitzudenken und mitzugestalten, lernt den Einsatz von Pflegestandards und Dokumentationssystemen kennen und schätzen. Er bringt bei der gemeinsamen Pflegeplanung seine Beobachtungen und seine Anregung für Fördermaßnahmen mit ein.

> „Die Kontakte zu den zu Pflegenden vertiefen sich, ich freue mich über das Vertrauen, das mir entgegengebracht wird." (Eine Schülerin)

## 7.8 Das Zwischengespräch

Zwischengespräch als Orientierungshilfe

Das Zwischengespräch gibt Gelegenheit, über den Lernzuwachs des Schülers, seine Eingliederung in die Gruppe und über seinen Umgang mit den zu Betreuenden und/oder Kranken zu sprechen. Ihm muß dabei Gelegenheit gegeben werden, seine Leistungen selbst einzuschätzen, sein Selbstbild mit der Beobachtung der Mitarbeiter in Übereinstimmung zu bringen.

Zu klären ist außerdem:

- Klappt die Zusammenarbeit zwischen Schüler, Anleiter, Pflegeteam?
- Wie gestalten sich die Anleitungsbedingungen?
- Muß eine Verhaltensänderung angesprochen werden?
- Wurde ein Teil der Lernziele schon erreicht?
- War das Vorgehen bisher richtig, die Erklärungen verständlich?
- Können standardisierte Maßnahmen schon delegiert werden?
- Gibt es persönliche Fragen, Probleme, Wünsche?
- Was soll für den Rest der Praxisphase eingeplant werden?
- Wo gibt es Hilfen zum Lernen, Bücher, schriftliche Unterlagen?
- Wann und wo gibt es Gelegenheit zum Üben?

Den Lernerfolg der zweiten Praxishälfte sichern

Hilfreich sind:

- sachliche, konkrete und konstruktive Kritik,
- gemeinsames Erarbeiten von Strategien zur Veränderung von kritischen Punkten,
- positive Rückmeldungen,
- Notizen als Gedächtnisstützen (s. Kap. 7).

Der Schüler soll nach dem Gespräch wissen, was

- unbedingt zu verändern ist,
- noch entwicklungsfähig ist,
- gut und auf dem Niveau zu halten ist.

Neben den „offiziellen“ Gesprächen sollte es zwischen Anleiter, Schüler und Team einen ständigen Austausch über gegenseitige Erfahrungen und Beobachtungen geben. Damit kann u. U. verhindert werden, daß die Lernentwicklung an irgendeiner Stelle in eine falsche Richtung läuft (s. 3.5, S. 57ff).

## 7.9 Ablösung und Auswertung

Abschied – oft am schwersten für Bewohner

> „Kaum haben Sie angefangen und nun wollen Sie schon wieder gehen? Mir tut das sehr leid, jetzt habe ich mich gerade an Sie gewöhnt! Aber wenn es nun sein muß, ich sehe ja ein, daß Sie weiterlernen müssen. Ich wünsche Ihnen dazu Erfolg!“

> „Hier geht es ja zu wie in einem Taubenschlag! Kaum sind Sie da, dann wollen Sie schon wieder gehen?“

Beide Aussagen spiegeln die Gefühle der zu Pflegenden wider. Sie stehen im Mittelpunkt der Anleitung und sind persönlich mitbetroffen von jedem Schülerwechsel, aber sie bleiben doch im Hintergrund aller Planungen.

Deshalb ist es wichtig, von Anfang an auf die Grenzen einer professionellen Beziehung hinzuweisen, auf die notwendige Balance aus Nähe und Distanz.

Jeder Praxisblock ein Baustein

Ziel jedes Anleiters ist es, sich nicht nur am Ende der Ausbildung, sondern schon am Ende eines Praxisblockes möglichst „überflüssig“ zu machen, d. h. den Schüler (zumindest in Teilbereichen) selbständig werden zu lassen. Die wichtigste Frage ist daher, inwieweit dieses Ziel erreicht werden konnte und was in den folgenden Praxisphasen wiederholt und vertieft werden muß.

Obwohl jeder einzelne Praxisblock nur einen Baustein für die gesamte Ausbildung darstellt, ist jeder Lernzuwachs in dieser Phase ein wichtiger Schritt auf dem richtigen Weg.

Die Phase der Ablösung ist daher zugleich Übergang zum nächsten Lern(fort)schritt.

## 7.10 Das Beurteilungsgespräch

**Rückblick und Vorschau**

Das Beurteilungsgespräch beschließt den Praxisblock und ist zugleich Rückblick und Vorschau. Es gibt Gelegenheit zur Bilanz der seitherigen berufspraktischen Ausbildung und zeigt Anforderungen an die kommenden Praxisblöcke auf.
Inhalt des Gesprächs ist in der Regel eine Rückmeldung über Verhalten und Einsatz des Schülers im Pflegealltag, seine Fähigkeit, theoretische Kenntnisse umzusetzen, Anregungen einzubringen und Kritik anzunehmen.
Wichtig ist auch hier, daß der *Schüler selbst* versucht, seinen Standort zu bestimmen (s. S. 57ff).

**Gut vorbereiten**

Im Gegensatz zu anderen Rückmeldungsgesprächen sollten am Abschlußgespräch auch noch andere Teammitglieder teilnehmen und ihre Beobachtungen mit einbringen. Dies erhöht die Objektivität und damit den Erfolg des Gesprächsverlaufs. In der Regel orientiert sich der Gesprächsverlauf am Ausbildungsplan bzw. am Beurteilungsnachweis der Schule (s. S. 176ff).

**Ist-Zustand klären**

Zu klären ist:

- Wo steht der Schüler heute?
- Konnten die einzelnen Lernziele erreicht werden?
- Wie wurde die Zusammenarbeit erlebt?
- Wie wurde die Anleitungssituation erlebt?
- Wurden nach dem Zwischengespräch Korrekturen vorgenommen, waren sie sinnvoll?
- Wo wurden spürbar Fortschritte registriert, Entwicklungen berücksichtigt, wo Unsicherheiten?
- Konnten Anregungen eingebracht und (unter Anleitung) ausprobiert werden?
- Wie werden die Leistungen des Schülers beurteilt?
- Empfehlungen für die Zukunft.

**Objektive Kriterien**

„Es ist wichtig, die Beurteilung anhand objektiver Kriterien vorzunehmen. Dem Krankenpflegeschüler ist nicht geholfen, wenn er aus Sympathie oder aus Bequemlichkeit eine gute bis sehr gute Beurteilung erhält und am Ende seiner Ausbildung zum ersten Mal auf seinen wirklichen, vielleicht schlechten Lernstand hingewiesen wird." (Karin Heider-Burkart)

**Ausblick**

Der Schwierigkeitsgrad der Aufgaben und die Erwartungen an den Schüler nehmen von einem Praxisblock zum anderen zu. Er verliert mit zunehmendem Ausbildungsverlauf immer mehr seinen Schülerstatus, im Team wird mit seiner produktiven Mitarbeit gerechnet. Gleichzeitig reduziert sich die schützende Begleitung durch examinierte Pflegekräfte, bisher erworbene Fertigkeiten müssen zunehmend sicherer beherrscht werden. Der Schüler wächst kontinuierlich in seinen persönlichen Stil beruflichen Handelns, in fachliche Kompetenz und in Eigenverantwortung hinein.

**Beispiel eines vorgesprächsprotokolls**

Fachseminar/Fachschule für Altenpflege

**Vorgesprächsprotokoll**

Schüler/in: ______________________________

Praxisanleiter/in: ______________________________

Einrichtung: ______________________________

Praxiseinsatz, Zeitraum: ______________________________

**1. Informationen der Schülerin/des Schülers an die Einrichtung**

1.1 Bisherige Praxiseinsätze (auch evtl. Vorpraktika):

1.2 Theoretische Ausbildung:

- in der Ausbildung seit ______ Monaten
- theoretische Inhalte siehe .....
  (z. B. Ausbildungskatalog o. ä. Auflistung durch die Schule)

1.3 Lernwünsche der Schülerin/des Schülers an die Einrichtung/an die Praxisanleitung:

1.4 Die Schülerin/der Schüler fühlt sich bei folgenden Tätigkeiten (besonders im Blick auf das Einsatzfeld)

sicher: unsicher:

**2. Informationen der Einrichtung an die Schülerin/den Schüler**

2.1 Die Praxisanleitung wird übernommen von:

______________________________

sonstige wichtige Ansprechpartner für Sie sind:

______________________________

______________________________

2.2 Lernangebote der Einrichtung:

**3. Absprachen**

3.1 Vorläufige Lernziele:

3.2 Geplanter Zeitpunkt für das Zwischengespräch: ______________

3.3 Sonstiges:

______________________________

Unterschrift Schüler/in Unterschrift Praxisanleiter/in

Aus Forum 24; Theoriegeleitetes Arbeiten in Ausbildung und Praxis, KDA 1995

Dokument zur Vorbereitung eines Praxisbesuchs

**Praxisbesuche Dozent: ________________________ Kurs:**

Praxisbesuche umfassen

- Vorgespräche Lehrkraft/Schüler über den Ablauf des Besuchs mit Information über Schwerpunkte und Besonderheiten der vorgenommenen Pflege
- Begleitung von praktischen Tätigkeiten der Schülerin/des Schülers
- Nachgespräch mit der Schülerin/dem Schüler
- Nachgespräch mit der Praxisanleiterin/dem Praxisanleiter (wenn gewünscht)

(nicht:

- Gespräche mit der Heim- oder Pflegeleitung
- bewertende Gespräche mit den Angehörigen)

Richtwert für den Zeitaufwand für einen Praxisbesuch: ca. 2 1/2 Stunden + Fahrzeit

| Name des Schülers/ der Schülerin | Einsatzstelle | geplantes Datum, Uhrzeit | genehmigt |
|---|---|---|---|
| | | | |

Informationsblatt zur Vorbereitung eines Praxisbesuchs

## Informationsblatt für die SchülerInnen

**Vorbereitung des Praxisbesuches**

Sie sind bei dem Besuch von seiten der Schule Gastgeber/Gastgeberin.

Bitte überlegen Sie vorher mit der/dem PraxisanleiterIn, wie der Besuch verlaufen soll, was das Programm sein soll.

Ich gehe zu allen Tätigkeiten mit, arbeite und helfe mit, wie es gewünscht wird, oder stehe nur einfach dabei – je nach Situation.

Bitte stellen Sie mich den Mitarbeitern im Team, für die es wichtig ist, (z. B. Praxisanleiterin, Teamleitung, ...) und den alten Menschen, mit denen gearbeitet wird, vor.

Vor dem Betreten eines Zimmers informieren Sie mich bitte grob über die Situation, die uns erwartet, über Besonderheiten des alten Menschen und das Ausmaß seiner Unterstützungsbedürftigkeit.

Nach der Arbeit erbitten wir vom Team die Möglichkeit zu einem Nachgespräch zu zweit zwischen SchülerIn und mir und zu dritt mit der/dem PraxisanleiterIn.

Ich freue mich auf den Besuch in Ihrem Praxiseinsatz!

Unterschrift

(Dozent für Altenkrankenpflege oder aus dem Fachbereich „Prävention und Rehabilitation")

# 8. Vom „Lernen beim Begleiten“ zum „begleiteten Lernen“

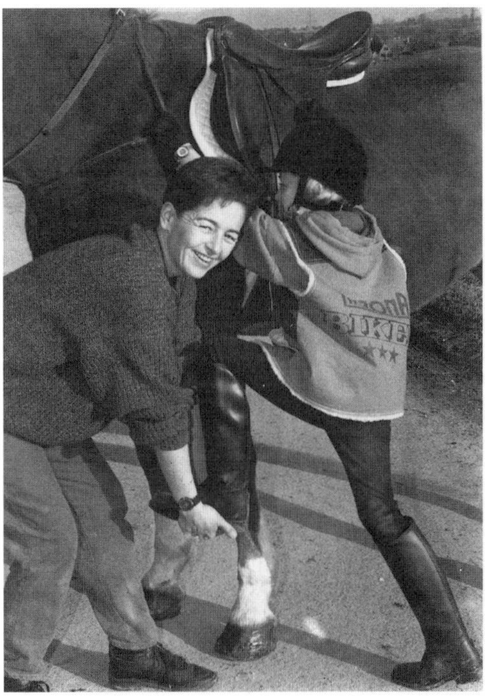
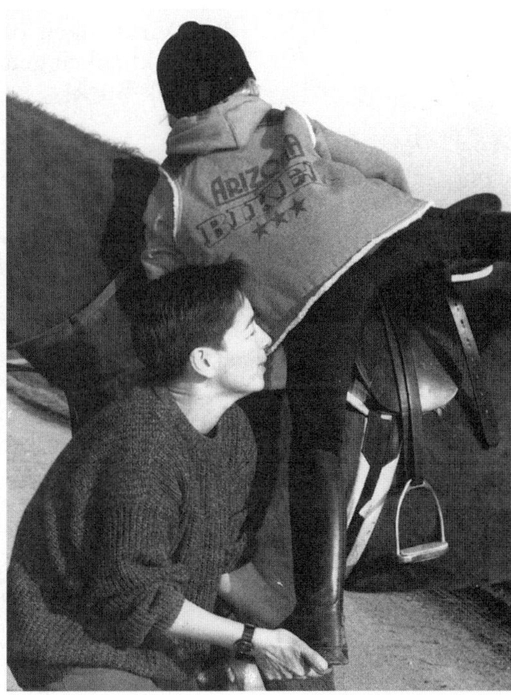

## 8.1 Beim Begleiten erleben, was Pflegen wirklich bedeutet

> „Wirklichkeit zu bewältigen kann grundsätzlich nur in der Wirklichkeit gelernt werden." (H. Ch. Steinborn, I. Weilnböck-Buck)

**Lernen am Arbeitsplatz**

Die häufigste und „natürlichste" Anleitungsmethode in der Pflegepraxis ist das „*Lernen beim Begleiten*", wie sie vor allem zu Beginn der Ausbildung durchgeführt wird.

„*Lernen beim Begleiten*" bedeutet:

**learning by looking**

- Der Schüler begleitet den Anleiter,
- beobachtet ihn bei seiner Alltagsarbeit,
- frägt nach und versucht, die Hintergründe der Maßnahmen zu verstehen.

**learning by doing**

- Der Schüler gibt Hilfestellung wo nötig,
- arbeitet (zunächst) unter Aufsicht mit,
- gewinnt dabei zunehmend an Sicherheit und Selbstvertrauen.

**Realität wird im Alltag erlebt**

Pflege-Wirklichkeit wird dabei im Alltag mit seinen berufstypischen Anforderungen und nicht im „Schonraum" Schule erlebt.
Derartige Erfahrungen vermitteln dem Schüler einen realistischen Eindruck von der täglichen Arbeit *mit* und *für* Menschen, sie machen sowohl die schönen als auch die belastenden Seiten der Pflege sichtbar.

**Erleben von Beziehungen**

Lernen beim Begleiten konfrontiert den Schüler mit der ganzen Vielfalt sozialen Miteinanders aller Beteiligten in einer Pflegegruppe.
Er erlebt, wie Pflegekräfte dasselbe Ziel verfolgen, wie sie trotz ihrer Verschiedenheit miteinander auszukommen und ihre Konflikte zu lösen versuchen (s. 4.1, S. 82).

Dabei kann ein Schüler manchmal auch überrascht beobachten, wieviel Energie von einer Gruppe ausgehen kann, wenn sie „an einem Strang zieht“, z. B. wenn Angehörige mit unrealistischen Forderungen kommen.

**Abhängigkeit der Kranken**

Er erlebt die Abhängigkeit von Menschen, die ihre körperliche und/oder geistige Gesundheit und damit ihre persönliche Unabhängigkeit ganz oder zumindest teilweise verloren haben. Sie sind auf Dauer auf fremde Hilfe angewiesen und erfordern oftmals viel Geduld von den Betreuungspersonen.

**Man kann nicht alle gleich gern haben**

Er beobachtet die Zuwendung des Anleiters zu den Bewohnern und wie er versucht, so gut wie möglich auf ihre Bedürfnisse einzugehen, seine Sympathie gerecht zu verteilen und die Balance zwischen Nähe und Distanz zu halten.
Dabei spürt er aber auch, wie einzelne Mitarbeiter mehr, andere weniger Distanz für ein entspanntes Verhältnis zum Bewohner brauchen.

Das Pflegeverständnis des Anleiters wird für den Schüler zum nachahmungswerten Modell: Er erlebt dessen Aufgeschlossenheit für die Bedürfnisse der Bewohner, sein Einfühlungsvermögen und seine Ehrlichkeit in allen Äußerungen.

## 8.2 Lernen muß organisiert werden

**Lernen beim Begleiten bedarf der Steuerung**

Die Hauptaufgabe des Arbeitsplatzes Pflege ist die Betreuung der Pflegebedürftigen. Um daraus auch ein pädagogisches Lernfeld für den Schüler zu machen, muß der Anleiter die passenden Lernmöglichkeiten herausfinden und festhalten, evtl. steuernd in die Organisation des Arbeitsablaufs eingreifen, die Einbeziehung des Schülers organisieren und überwachen.

**Lernmöglichkeiten im Alltag organisieren**

Beispiel:
In der Schule wurden therapeutische Maßnahmen nach einem Schlaganfall besprochen und geübt. Ein Lernziel im folgenden Praxisblock könnte dann heißen: Die therapeutische Lagerung nach „Bobath“ üben und festigen.
Der Anleiter wird nun versuchen, die Pflege eines an einem Schlaganfall erkrankten Bewohners zu übernehmen (in Absprache mit dem Team) und mit dem Schüler über die Symptome der Krankheit und über die Besonderheiten der Pflege zu sprechen. Danach fördert er die Kontaktaufnahme des Schülers mit dem Erkrankten, beteiligt ihn an dessen Pflege und demon-

striert die in diesem Fall verordnete und vom Physiotherapeuten vorgegebene Lagerung nach „Bobath“.
Voraussetzung ist jedoch immer, daß der Pflegebedürftige damit einverstanden ist.

**Der Kranke darf nicht zum „Pflegeobjekt“ werden**

Da Pflege immer die ganze Person einbezieht, darf ein Kranker mit seiner Krankheit und seinen Bedürfnissen nicht nur fachlich als „Gelegenheit zum Lernen“ angesehen werden. Seine individuellen Bedürfnisse haben grundsätzlich Vorrang bei allen Überlegungen und Maßnahmen, auch bei allen Anleitungsdemonstrationen.

> Wahrung der Individualität und Intimität bei der Pflege muß trotz Lerngebot immer oberstes Ziel bleiben.

**Pflegekräfte müssen oft flexibel handeln**

Die Vielfalt der täglichen Aufgaben und (plötzliche) akute Ereignisse erfordern ein hohes Maß an *Flexibilität*. Obwohl die erwartungsgemäß anfallenden Arbeiten in der Regel schon tags zuvor im Team abgesprochen werden, verläuft mancher nachfolgende Tag doch ganz anders. Dann müssen Prioritäten gesetzt werden.

**Den Alltag bewältigen kann heißen, Prioritäten setzen.**

Berufliche Kompetenz befähigt Mitarbeiter Prioritäten zu setzen, Pflegeprozesse sinnvoll zu steuern und in einer personell angespannten Situation dann auch einmal eine tägliche „Routinemaßnahme“ (z. B. Füße waschen) wegzulassen. So kann u. U. Zeit für eine andere, momentan wichtigere Maßnahme gewonnen werden, wie z. B. ein Gespräch mit einem bedrückten Bewohner zu führen.
Wichtig ist, daß der Schüler dies versteht.

## 8.3 Routine erleben

**Routine kann sinnvoll sein**

Routiniertes Arbeiten hat im Pflege- und Betreuungsalltag seine Berechtigung.
Routine bedeutet (nach Duden) einerseits „Wegerfahrung“/ „handwerksmäßige Gewandtheit“; andererseits aber auch „bloße Fertigkeit bei einer Ausführung ohne persönlichen Einsatz“.

„Handwerksmäßige Gewandtheit“ entwickelt sich als Ergebnis täglicher Übung und bedeutet Gewandtheit beim Ablauf von häufigen (Pflege-)Handlungen z. B. beim Wäschewechsel, Anlegen eines Stützverbandes, Vorbereiten einer Injektion, bei der Förderung von Fertigkeiten im Rahmen des Gruppenalltages wie z. B. Tische decken usw.

Die zweite Definition für Routine, die „Wegerfahrung", kann helfen, z. B. die Organisation des Heimalltages sinnvoll zu gestalten, Pflegegewohnheiten nach ihrer Zweckmäßigkeit zu hinterfragen („muß die Zeit vor dem Frühstück so überlastet sein"?).
Beide Bedeutungen unterstützen den Arbeitsablauf, sie müssen jedoch immer wieder auf *Sorgfalt in der Arbeit überprüft und nach ihrem Sinn hinterfragt werden*. Der Pflegebedürftige darf nicht darunter leiden.

Wegerfahrung kann helfen, sinnvoll zu organisieren

Routiniertes Arbeiten darf nicht zu nachlassender Sorgfalt führen!

Sorgfalt darf nie erlahmen

Bei der Anleitung von Schülern ist es wichtig, wenn trotz Routine bei allen Pflegehandlungen *von Anfang an* die nötige Sorgfalt geübt und vermittelt wird. Damit werden die richtigen Weichen für die spätere korrekte Arbeitshaltung eines Mitarbeiters gestellt, *denn umlernen ist immer schwieriger als neu lernen*.

Umlernen ist schwieriger als neu lernen

## 8.4 Informationen richtig dosieren

Es gibt im Alltag für die Mitarbeiter so viel „Selbstverständliches", was ein Schüler am Anfang einfach noch nicht wissen kann z. B., wo was zu finden ist, wie und wann Material aufgefüllt wird, welcher Wäschesack wann richtig ist, wer für technische Mängel zuständig ist usw.

Scheinbar Selbstverständliches als wichtige Information

Der Anleiter sollte daher versuchen, sich in die Lage des Schülers zu versetzen und ihn seinem Wissensstand entsprechend zu informieren. Oft wird er dann zumindest am Anfang auch „scheinbar Selbstverständliches" sagen müssen.
Selbst wenn er den Schüler weder über- noch unterfordern will, muß er ihm doch ein bestimmtes (einrichtungsinternes) „Grundwissen" für die Tagesarbeit vermitteln. Er gibt dem Schüler damit mehr Sicherheit und hilft ihm, Fehler zu vermeiden.

Sich in die Lage des Schülers versetzen

Eine Checkliste könnte die wichtigsten Informationen beschreiben und alle entlasten.
Nach einer gewissen Einarbeitungszeit und mit Zunahme der praktischen Routinefähigkeiten können sich die Erklärungen dann immer mehr *auf das Wesentliche konzentrieren*.

Checklisten entlasten!

**Auf Fragen des Schülers ...**

Beim Schüler ergeben sich während der Arbeit oft viele Fragen, deren Beantwortung oft nicht sofort erfolgen kann. Deshalb muß er ein Gefühl dafür entwickeln, wann er den Anleiter am besten diesbezüglich ansprechen kann.
Manchmal hilft ein kleines Notizbuch in der Tasche als Gedächtnisstütze, besonders dann, wenn sich die Ereignisse überstürzen.

**... sollte rasch die Antwort folgen**

Grundsätzlich sollten Fragen aber möglichst schnell beantwortet werden, sofern sie nicht eine umfangreiche Hintergrundinformation erfordern. Da jedoch im Alltagsgeschehen die Bedürfnisse der Bewohner Vorrang haben, ist dies trotz guten Willens nicht immer möglich.

**Fragen vor Dienstschluß besprechen**

Günstig ist, wenn vor Dienstschluß noch ein paar Minuten für offene Fragen des Tages eingeplant werden.

> „Es gibt keine dumme Fragen! Ich freue mich, wenn ein Schüler fragt, aber er muß den richtigen Zeitpunkt erkennen.“ (Eine Anleiterin)

Stellt ein Schüler jedoch überhaupt keine Fragen, muß der Anleiter hellhörig werden. Dann stimmt entweder die pädagogische Beziehung nicht, oder der Schüler überschätzt sich selbst und gibt sich mit oberflächlichen Informationen zufrieden, oder er hat Angst zu fragen.

> Halbwissen kann sich für die zu Pflegenden/zu Betreuenden gefährlich auswirken, deshalb ist hier gegenseitige Offenheit angebracht.

**Nicht zuviele medizinische Begriffe am Anfang**

Medizinische Fachbegriffe sollten überlegt, sinnvoll und nicht zu früh eingesetzt werden, am besten parallel zu den Erklärungen und Demonstrationen.
Ein „Zuviel“ an neuen Begriffen kann verwirren, außerdem können daraus Versagensängste entstehen.

## 8.5 Rückmeldung geben

**Fehlleistungen offen ansprechen**

Jeder macht Fehler, entscheidend ist, wie damit umgegangen wird. Bei einer guten Beziehung zwischen den Beteiligten eines Pflegeteams können Fehlleistungen offen und ehrlich angesprochen werden, so daß keine Ängste entstehen müssen (s. S. 62ff).

Für den Schüler ist es wichtig zu *verstehen*, *warum* er etwas falsch gemacht hat und wie er in Zukunft besser handeln soll. Wenn für gute Leistungen entsprechend gelobt wird, kann ein Schüler auch mit Tadel sachlich umgehen und fühlt sich dabei nicht persönlich verletzt.

**Der Schüler muß verstehen, warum er etwas falsch gemacht hat**

Positive Rückmeldungen für gute Leistungen wirken motivierend und spornen zu weiteren Anstrengungen an. Zudem entspannen sie die Atmosphäre und schaffen ein günstiges „Lernklima".

**Positive Rückmeldungen motivieren**

Trotz Berufserfahrung kann ein Anleiter nicht allwissend sein. Falls er Fragen des Schülers nicht spontan beantworten kann, sollte er gemeinsam mit ihm nach einer Antwort suchen. Auch können ihm genauso Fehler unterlaufen wie dem Schüler und jedem anderen Teammitglied. Er sollte sie ruhig zugeben und richtigstellen, der Anleiter lernt ja auch ständig dazu (s. 2.3, S. 25ff).
Bei einer tragfähigen pädagogischen Beziehung zwischen Anleiter und Schüler muß keiner dem anderen etwas vormachen.

**Anleiter können auch nicht alles wissen**

## 8.6 Mit anderen Mitarbeitern zusammenarbeiten

Da der Anleiter unmöglich alle Lernsituationen des Schülers langfristig allein begleiten kann, werden mit zunehmender Praxiserfahrung des Schülers immer mehr die anderen Mitarbeiter als Co-Anleiter für den Lernprozeß wichtig.

**Anleitung durch Co-Anleiter**

Der Anleiter wird daher den Schüler mehr und mehr in den Aufgabenbereich des gesamten Teams integrieren, um sich selbst schrittweise zurücknehmen zu können.
So wird aus dem „*Lernen beim Begleiten*" ein vom ganzen Team „*begleitetes Lernen*".

**„*Lernen beim Begleiten*" wird zum „*begleiteten Lernen*"**

Damit wächst der Schüler stetig in die Rolle eines neuen Mitarbeiters hinein. Mit fortschreitender Ausbildung und wachsenden Kenntnissen werden seine Aufgaben immer komplexer, er entwickelt sich zunehmend zur Hilfe für das ganze Team.

**Hilfe für das Team**

> Alle Beteiligten müssen jedoch immer wieder darauf achten, daß die Anleitung in der Betriebsamkeit des Alltags nicht untergeht. Der Schüler mit seinem Schülerstatus darf trotz Alltagsstreß nicht zu kurz kommen.

## 8.7 Eine Schülerin lernt beim Begleiten (Beispiel)

**Utes Erlebnisse**

Im folgenden erzählt eine Schülerin (Ute H.) von ihren Erlebnissen, die sie in ihrem ersten Praxiseinsatz in einem Altenpflegeheim gemacht hat. Sie war sehr beeindruckt von ihrer Arbeit mit alten Menschen und hat sich gedanklich noch lange danach damit beschäftigt. Ihre Anleitung hatte Schwester Inge übernommen, sie verstanden sich beide gut.
(Ute hatte sich für eine Pflegeausbildung entschieden, nachdem sie zuerst in einem Büro tätig und nicht glücklich dabei war. Sie hatte keinerlei pflegerische Vorerfahrung).

Aus Utes Bericht:

**Die Arbeit mit Menschen hat mich lange beschäftigt**

Am meisten beeindruckt hat mich die Begegnung mit den pflegebedürftigen Menschen und ihre durch Krankheit bedingte Abhängigkeit. Ich war oft erstaunt, wie sie damit zurechtkommen, aber oft doch sehr darunter leiden.
Obwohl wir in der Schule schon darauf vorbereitet wurden, hat mir die Realität doch sehr zu schaffen gemacht, mich manchmal auch erschüttert.

### Der zu Betreuende ist wichtigster Partner

**Realität war anders**

Wir hatten in der Schule im Fach Krankenpflege ausschließlich am Modell (an der Puppe oder an uns selbst) geübt und uns eigentlich wenig Gedanken über das Verhalten des zu Pflegenden gemacht.
In unseren Vorstellungen war er einsichtig, geduldig und dankbar.

**Persönlichkeit respektieren**

In der Realität war dann so manches anders, da war der zu Pflegende der wichtigste Partner bei allen Maßnahmen, sein Wille konnte unsere Pläne total verändern.

**Ich mußte genau beobachten lernen**

Ich mußte lernen, zuerst genau hinzuhören und hinzuschauen, aufmerksam Reaktionen beobachten, ich mußte den zu Pflegenden zuerst *„wahrnehmen“*, bevor ich irgend etwas an ihm oder mit ihm tun konnte.

**Ich mußte Rückmeldungen einordnen**

Ich mußte lernen, seine Rückmeldungen nicht persönlich zu nehmen und nur auf mich zu beziehen, sondern sie aus seiner Situation zu verstehen und als Ausdruck seiner inneren Not einzuordnen.
Dies fiel mir besonders bei einer häufig aggressiven Bewohnerin schwer, der ich nichts recht machen konnte, obwohl ich mir besonders viel Mühe gab.

Die Begegnungen mit den Pflegebedürftigen hatten einen starken emotionalen Einfluß auf mich, bei manchen Bewohnern war ich zu besonderen Hilfeleistungen motiviert, manchmal stieß ich auf Ablehnung oder Widerspruch, besonders wenn ich mehr Zeit benötigte als die anderen oder unsicher war und öfter nachfragen mußte.

**Manchmal wurde ich motiviert, manchmal frustriert**

## Schicksale, die mir sehr nahegingen

**Frau H.**

Frau H. (56 Jahre alt) ist seit einem Unfall querschnittgelähmt und muß täglich katheterisiert werden. Sie ist sehr kooperativ und grundsätzlich damit einverstanden, Schüler an sich üben zu lassen, da sie weiß, daß es wenig Gelegenheiten in diesem Heim gibt, katheterisieren zu lernen.
An manchen Tagen ist Frau H. sehr traurig über ihr Schicksal, dann möchte sie am liebsten allein sein und weint auch viel. Die Pflegekräfte respektieren ihren Wunsch nach Ruhe, versuchen ihr aber trotzdem zu vermitteln, daß sie jederzeit für sie da sind.

**Auch unausgesprochene Wünsche werden respektiert**

An diesen besonders „schweren" Tagen wird das Katheterisieren stillschweigend nur von vertrauten Personen übernommen, zu denen sie seit längerem eine gute Beziehung aufgebaut hat. Da jede zusätzliche psychische Belastung von ihr ferngehalten wird, entfällt auch die Anleitung der Schüler.
Ich konnte das gut verstehen. Ich habe trotzdem dabei lernen können, wie auch *unausgesprochene Bedürfnisse* respektiert werden müssen.

**Herr M.**

Herr M. kann nach einem Schlaganfall nicht mehr sprechen. Seine Frau besuchte ihn täglich und ich konnte spüren, wie sehr sie beide unter der Sprachlosigkeit (Aphasie) des Mannes litten.

**Ich war völlig hilflos**

Als ich eines Morgens zu ihm kam, wollte er mir unbedingt etwas sagen. Er gestikulierte mit beiden Händen und wurde immer verzweifelter, weil ich ihn nicht verstehen konnte. Ich zeigte ihm alle denkbaren Gegenstände die ich für richtig hielt (z. B. Rasierapparat, Zahnbürste), aber er lehnte immer energischer ab.
Schließlich holte ich den Pfleger, der ihn sonst versorgte.
Dieser wußte sofort, was Herr M. wollte: Ich sollte das Licht ausmachen!!

**Auch die Anleiterin fühlt sich manchmal hilflos**

Nach diesem Erlebnis suchte ich das Gespräch mit meiner Anleiterin. Sie sagte mir, daß auch sie sich oft hilflos fühlt bei der Pflege von Kranken, die nicht mehr sprechen können.

**Ich lernte, auf kleine Dinge zu achten**

Mit der Zeit versuchte ich alle Bewohner besser kennenzulernen, um sie besser zu verstehen und pflegen zu können. Ich nutzte die Chance, sie längerfristig und systematisch zu beobachten. Ich achtete aufmerksamer auf kleine Veränderungen in ihrem Aussehen und in ihren Reaktionen. Zugleich lernte ich auch mit Hilfe meiner Anleiterin diese Veränderungen zu analysieren, entsprechende Maßnahmen zu ergreifen und deren Wirkungen zu erkennen.

## Theorie und Praxis

Im Laufe meines Einsatzes wurde ich auf mancherlei Unterschiede zwischen Theorie und Praxis, zwischen Ideal- und Realsituation, aufmerksam. Mein vorher in der Schule aufgebautes „kognitives Raster“ ließ sich nicht immer einfach auf die Gegebenheiten in der Praxis übertragen.

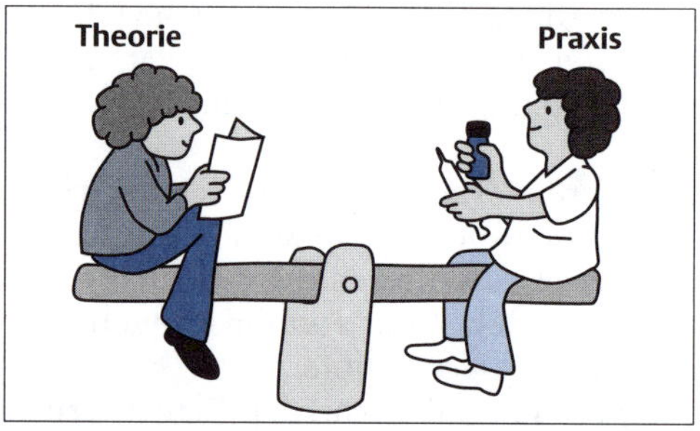


**Neuorientierung war manchmal nötig**

Ich mußte mich deshalb oft neu orientieren und machte mir viele Gedanken, ob meine Berufsentscheidung richtig war.
Ich dachte oft nach über

- die wirkliche Situation der zu Betreuenden,
- den Umgang mit Behinderung, Krankheit und Schmerzen, Sterben und Tod in der Pflegegruppe,
- verschiedene beobachtbare Organisationsformen der Pflege und Betreuung (z. B. Gruppen- oder Bezugspflege und ihre Wirkungen),
- die Arbeitsbelastung der Mitarbeiter,
- das Verhältnis von Zeitaufwand, Arbeitsanfall und Pflegequalität,
- die (aus der momentanen Sicht) zu erwartende Entwicklung der Pflegesituation in der Zukunft.

**Korrektur negativer Eindrücke**

Deshalb war ich für die intensive Stützung durch die Anleiterin in besonderen Fällen dankbar. Sie konnte manche, zunächst negative oder mißverständliche Eindrücke zurechtrücken oder korrigieren.

**Durch Hintergrundwissen verstehen lernen**

Oftmals genügte allein das Vermitteln von Hintergrundwissen zum Verständnis von beeindruckenden oder gar erschreckenden Erlebnissen, z. B. erlebte ich das besonders aggressive Ver-

halten eines Bewohners gegen eine Mitarbeiterin als Zeichen der Auflehnung gegen die eigene Abhängigkeit.
Oder durch den Hinweis auf das zwischen Bewohner und Team abgesprochene *Selbsthilfetraining* konnte ich verstehen, daß Pflegekräfte „scheinbar herzlos" untätig abwartend zusehen, wie sich ein Kranker mit Halbseitenlähmung mühsam mit einer Hand selbst zu waschen oder anzukleiden versucht.

**Utes Fazit**

Ich habe sehr viele Erfahrungen sammeln können und ein realistisches Bild von meinem zukünftigen Pflegeberuf bekommen. Einerseits wurde mein Berufswunsch bestätigt, andererseits habe ich auch keine Illusionen mehr.
Sicher weiß ich jetzt, daß ich mich als Pflegekraft in vielen persönlichen Bereichen werde entfalten können, dazu aber noch viel lernen und üben muß.

## 8.8 Der Anleiter lernt auch dazu

**Anleitung erfordert kritische Selbstreflexion**

Das „begleitende Lehren" ist für den Anleiter eine Herausforderung, die sich zu einer persönlichen und fachlichen Bereicherung entwickeln kann.
Durch den kontinuierlichen Austausch mit anderen Anleitern und mit Vertretern der Schule ist er stets über den aktuellen Stand der Entwicklungen in der Pflege informiert. Zudem ist er ja gezwungen, möglichst „vorbildlich" zu arbeiten, er muß sich daher selbst stets kritisch beobachten und sein Handeln hinterfragen.
Seine begleitenden Erklärungen zu den Demonstrationen erfordern detailliertes und systematisches Hintergrundwissen, worüber er sich zuerst selbst Klarheit verschaffen muß.
Im Rahmen seiner pädagogischen Aufgabe muß der Anleiter herausfinden,

- was der Schüler (wirklich) weiß und kann,
- was er (nach dem Praktikum) wissen und können sollte und
- was er noch nicht wissen kann.

Dazu nimmt der Anleiter den Schüler „symbolisch" an die Hand, begleitet ihn durch die Praxisphase und hilft ihm, sein Lernziel zu erreichen.

> „Immer Vorbild sein zu wollen ist wahnsinnig anstrengend, ich glaube, das schafft keiner. Aber wenn ich an später denke, muß ich es einfach immer wieder versuchen". (Eine Anleiterin)

## Der lernende Anleiter – Oder: „Wer wagt, gewinnt!“ (Ein Beispiel)

Praxisprobe in der psychiatrischen Klinik

Sabine wollte trotz Bedenken ihres Anleiters die Praxisprobe mit drei alten, depressiven Frauen durchführen. Ja, sie ging sogar noch einen Schritt weiter: Es sollte ein „lustiges Spiel“ werden. Im Vorgespräch fragte der Anleiter nochmals kritisch nach, ob sie sich bei ihrem Vorhaben wirklich an der Zielgruppe orientiert hätte. Außerdem wollte er wissen, was sie über endo- und exogene Depressionen gelernt hatte. Doch Sabine blieb bei ihrem Entschluß (... und der Anleiter verstummte und dachte: „Du wirst schon sehen“.).
Das „Merk- und Wahrnehmungsspiel“ ging folgendermaßen: Eine Person mußte jeweils den Raum verlassen und vor der Tür irgend etwas an sich selbst verändern. Wieder zurück, sollten die anderen erraten, welche Veränderung vorgenommen worden war. Wie erwartet, verlief die erste Runde steif und emotionslos. Die Patientinnen saßen mit steinerner Miene da und befolgten fast mechanisch die einzelnen Anweisungen der Schülerin. Zur Überraschung des Anleiters ließen sich die Frauen aber zu einer zweiten Runde überreden und – weil es wohl nichts besseres zu tun gab – auch noch zu einer dritten. Eine der Frauen meldete sich jetzt sogar freiwillilg. Kurz hatte sich ihr finsteres Gesicht dabei aufgehellt und einen schelmischen Ausdruck bekommen, als hätte sie eine „Idee“ entwickelt, wie sie die anderen „hereinlegen“ könnte. Als sie wieder den Raum betrat, begann das Rätselraten. Doch nicht nur die Mitpatientinnen suchten vergeblich nach einer Veränderung, auch die Schülerin und der Anleiter konnten nichts erkennen. Schließlich hob die „Akteurin“ selbst die Spannung auf. Mit zahnlosem Mund begann sie schallend zu lachen und zog dabei ihr Gebiß aus der Schürzentasche. Zunächst reagierten die anderen zwei Frauen völlig verdutzt. Doch dann wurden sie von dem mitreißenden Lachen so angesteckt, daß auch sie zu lachen begannen ...
Lange sprach man in der Einrichtung noch von jener Situation, in der drei alte, schwermütige Menschen für einen Augenblick vergessen hatten, warum sie in einer psychiatrischen Klinik Patientinnen waren.
Wer wagt, gewinnt! Auch ein Anleiter kann noch dazu lernen.

# 9. Einzeldemonstrationen und Übungen helfen das Lernziel sichern

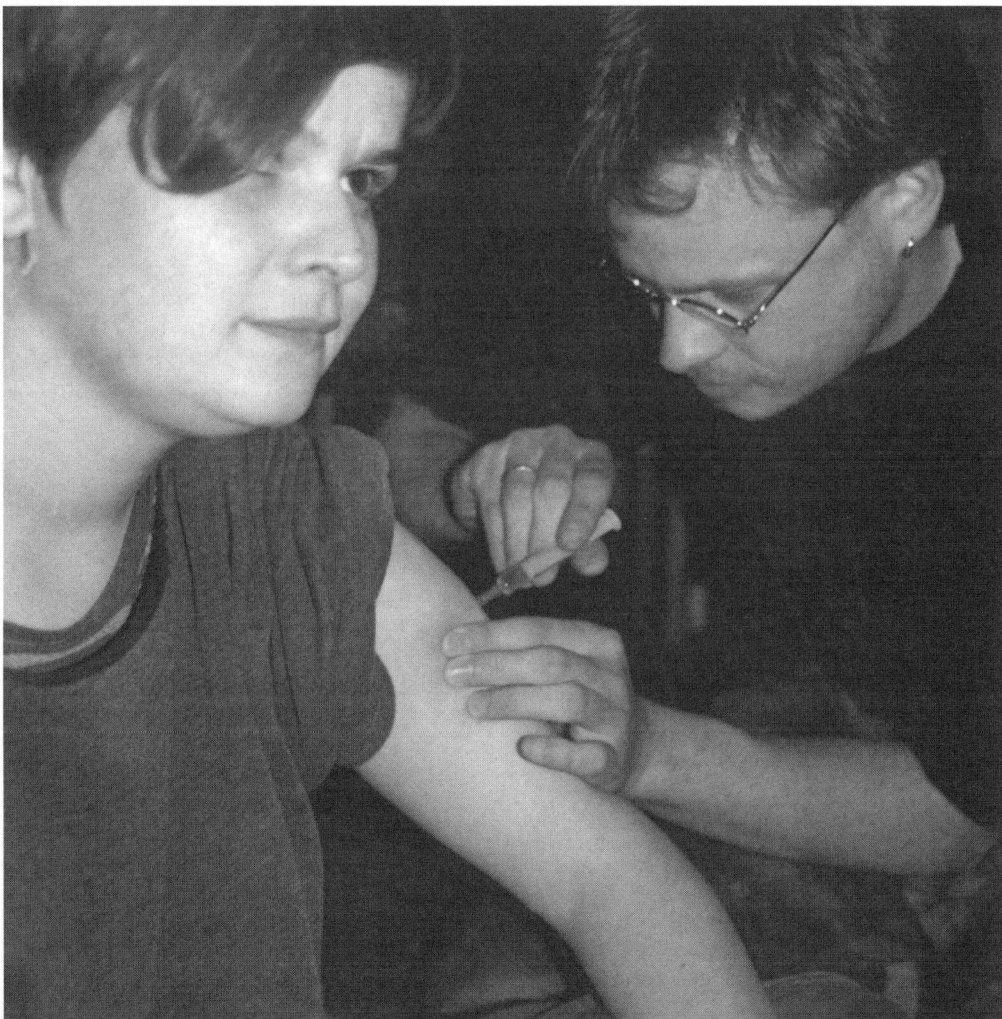

## 9.1 Der Mensch lernt mit allen Sinnen

**Verschiedene Eingangskanäle**

„Der Mensch als Augenwesen nimmt Lerninformationen oder Wissen zum größten Teil durch das Auge auf und nur zu einem weit geringeren Teil über das Gehör, den Tast-, Geruchs- oder Geschmackssinn.
Trotzdem genügt es nicht, ihm Wissen allein über den Gesichtssinn zu vermitteln. Die Verbindung von Bild, Wort und nach Möglichkeit auch Handeln führt eher dazu, daß eine aufgenommene Lerninformation gefestigt wird und der Mensch sich nachhaltig erinnern kann.“ (L. Abermeth 1981)
„Aus der Arbeitspädagogik ist bekannt, daß Demonstrieren und Üben mehr bewirkt, als Reden und Argumentieren.

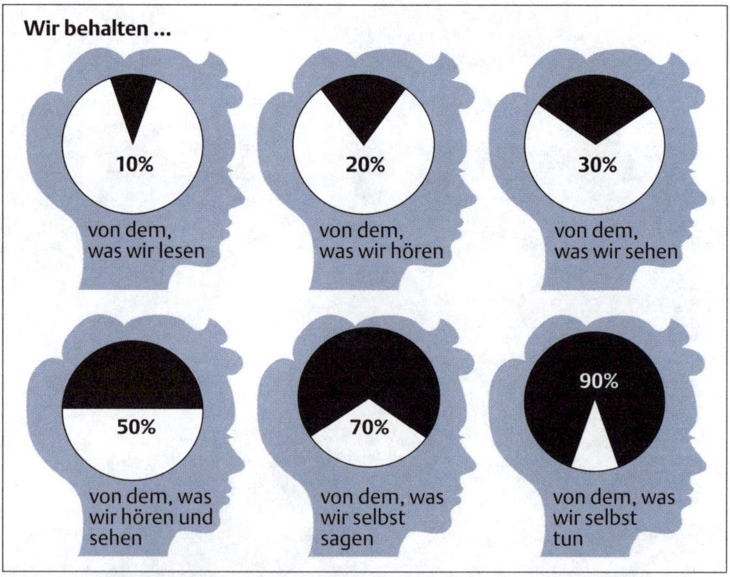


Abb. 9.1 Aufnehmen und Behalten (nach Gerd Koch, 1988)

Gruppenuntersuchungen haben ergeben, daß Personen nach Ablauf einer bestimmten Zeit folgendes noch wußten (Abb. 9.1).

Lernen mit den Händen

Diese Untersuchung bestätigt, daß erfolgreiches Lernen auch in der Ausbildung von Pflegemitarbeitern über möglichst viele Sinneseindrücke erfolgen sollte. Neben dem Sehen, Hören, Riechen und Schmecken hat vor allem das Wahrnehmen durch die Hände (be-hand-eln, be-greifen) einen günstigen Einfluß auf das Lernen und Behalten.

Üben festigt das Gelernte

Eine große Bedeutung kommt auch dem (möglichst baldigen) Wiederholen und Üben zu. Dadurch kann das Gelernte im Gedächtnis gefestigt und gespeichert werden. Handlungsabläufe erfolgen durch wiederholtes Üben immer mehr automatisch, (routiniert), ohne nachzudenken.
Die am Anfang noch zu überlegenden einzelnen Handlungsschritte münden durch wiederholtes Üben in ein gewandtes, automatisches „*von der Hand gehen*“.

Demonstrationen müssen auch Gelegenheit zum Üben bieten

Aus solchen Überlegungen heraus wird ein Anleiter seine praktischen Demonstrationen so planen, daß der Schüler möglichst gleichzeitig oder möglichst bald danach Gelegenheit zum eigenen Probieren und wiederholten Üben findet.
Zudem sollte sich der Schüler selbst auch nach zusätzlichen Übungsmöglichkeiten umsehen, z. B. kann er einen Verband an sich selbst oder an Mitschülern ausprobieren und üben.

## 9.2 Einzeldemonstrationen ergänzen das Lernangebot

Während der Praxisblöcke wird das Lernen beim Begleiten häufig durch individuell ausgewählte und vorbereitete Demonstrationen ergänzt.
Sie werden entweder vom Praxisanleiter selbst oder von einem Fachlehrer der Schule durchgeführt, jeweils nach Absprache mit allen Beteiligten der Pflege- bzw. Wohngruppe.

Einzeldemonstrationen einplanen

Mit Einzeldemonstrationen soll das *zufällig* sich ergebende Lernangebot begleitenden Lernens durch die gezielte Auswahl einzelner, meist komplexer oder seltener erforderlicher (Pflege)Maßnahmen ergänzt werden. Sie helfen, das Lernziel zu sichern und sollten einen festen Platz im Terminplan der Pflege- bzw. Betreuungsgruppe haben.

Es hat sich bewährt, derartige ergänzende Einzeldemonstrationen schon zu Beginn der Praxisblöcke einzuplanen und festzulegen, damit sie später in der Hektik des Alltags nicht untergehen oder vergessen werden.

Heimlicher Lehrplan

„Erfahren die SchülerInnen keine geplanten Lernsituationen, besteht die Gefahr, daß sie Verhaltensweisen oder pflegerische Maßnehmen lernen, die nicht professionell sind. Der Begriff „heimlicher Lehrplan" erfaßt jene ungeplanten Prozesse und Faktoren, die SchülerInnen lernen, ohne daß es pädagogisch beabsichtigt noch wünschenswert ist." (J. Falk, A. Kerres 1995)

## Zeitbedarf abschätzen

Zeitbedarf individuell abschätzen

Der Zeitbedarf einer Einzeldemonstration hängt vom Schwierigkeitsgrad und Umfang des Themas, von der Fähigkeit sowie der Bereitschaft zur Mitarbeit des Bewohners (Compliance) ab. Auch der Wissensstand sowie die kognitiven und praktischen Fähigkeiten des Schülers können den zeitlichen Aufwand beeinflussen.
Voraussetzung für seinen Lernerfolg ist ja, daß er im Verlauf der Demonstration die Zusammenhänge versteht und seine Beobachtungen mit seinem Wissen und seinen Erfahrungen verknüpfen kann. Nur so kann er das Lernziel wirklich erreichen und das Gelernte langfristig behalten.

Beispiel

Schülerin A. fühlt sich oft unter Streß, weil sie für die Vorbereitung einer Pflegemaßnahme mehr Zeit benötigt als Schülerin B. Sie fühlt sich minderwertig und macht sich Vorwürfe, da ihr trotz aller Anstrengungen mehrere Fehler unterlaufen sind.
Die Anleiterin erkennt den selbsterzeugten Streß und will durch ein Gespräch die negative Spirale durchbrechen.

Angst vor Versagen führt zu fehlerhafter Arbeit

Zunächst betont sie die Wichtigkeit eines individuellen Zeitbedarfs, dann zeigt sie die Zusammenhänge zwischen dem Arbeiten mit Angste vor Versagen und dem Auftreten von Streßreaktionen auf.
Schülerin A. erkennt selbst, daß unter diesen Voraussetzungen die Gefahr für fehlerhaftes Arbeiten ansteigt.
Schließlich weist die Anleiterin sie auf ihre Stärken und Ressourcen hin und bittet sie, zukünftig mehr Geduld mit sich selbst zu haben und sich beim Erlernen einer Pflegemaßnahme mehr Zeit zuzugestehen.

Zum Schluß erkennen beide, daß individuelle und aktivierende Pflege nur mit einem entsprechenden Zeitaufwand und mit Geduld realisierbar ist.

**Einflüsse beachten**

Lernatmosphäre, Mitwirkung bzw. Einfluß anderer Personen wie z. B. Mitbewohner im Zimmer, Tageszeit, momentanes Befinden der Beteiligten und (unerwartete) Störungen von außen, können das Lernen ebenfalls beeinflussen.
Entscheidend für einen harmonischen Ablauf der Demonstration ist jedoch die Beziehung, die sich zwischen Bewohner und Anleiter und möglichst auch schon zwischen Bewohner und Schüler entwickelt hat.

**Beispiel Herr B.**

Herr B. wird regelmäßig zur Restharnbestimmung katheterisiert. Diese Anordnung bietet eine gute Lernsituation für Schüler K.
Am Vorabend hat daher Schüler K. nochmals mit dem Anleiter die einzelnen Schritte besprochen und das nötige Material vorbereitet. Am nächsten Morgen soll er nun zum ersten Mal das Einmalkatheterisieren durchführen.

**Die Situation des Kranken entscheidet**

Von der Nachtwache erfahren Anleiter und Schüler K., daß Herr B. starke Schmerzen bis zum frühen Morgen hatte und erst nach einer Spritze einschlafen konnte. Kurzfristig muß die Anleitesituation verschoben werden.
Zwei Tage später geht es Herrn B. wieder besser und Schüler K. kann in einer entspannten Atmosphäre die Lernsituation nachholen.

---

Wichtigster Partner bei allen Demonstrationen am Menschen ist er selbst.
Sein mommentanes Befinden und sein Einverständnis sind daher Grundvoraussetzung für alle weiteren Überlegungen.

---

## 9.3 Vorüberlegungen für Einzeldemonstrationen

**Schritte bedingen sich gegenseitig**

Die einzelnen Schritte bedingen sich gegenseitig, z. B. hängt der Erfolg eines Handlungsschrittes nicht zuletzt von der sorgfältigen Durchführung des vorausgegangenen Vorbereitungsschrittes ab. Deshalb ist eine sorgfältige Planung so wichtig.

**Teilnehmer?**

Zuerst muß geklärt werden, wer an der Demonstration neben Anleiter und Schüler teilnehmen und mitwirken wird.

**Fachlehrer sollten sich vorher informieren**

Falls der Fachlehrer der Schule die geplante Demonstration ganz oder teilweise selbst durchführen will, sollte er sich unbedingt vorher über die *momentane Situation* in der Pflegegruppe informieren und feststellen, ob seit seinem letzten Besuch maßgebliche Veränderungen eingetreten sind.

Der Fachlehrer hat einerseits den Vorteil, den theoretischen Wissenstand des Schülers umfassender zu kennen als der Anleiter und kann darauf aufbauen. Er wird daher bei seiner Demonstration die Methode einsetzen, die den theoretischen Unterricht am besten ergänzt. Der Anleiter andererseits verfügt über detaillierteres „Insiderwissen" und hat im Laufe der Zeit in der Regel eine persönlichere Beziehung zum beteiligten Bewohner aufbauen können als der Fachlehrer. Diese Beziehung kann den Verlauf sehr beeinflussen.

**Pflegestandards austauschen**

Auch Pflegestandards der Schule oder der Einrichtung sollten vorher ausgetauscht und besprochen werden. Sie können dann als Grundlage für die Handlungsabläufe eingesetzt werden, gleichzeitig dienen sie als Maßstab für die Beurteilung und Lernzielkontrolle.

Nebenbei werden zugleich Vorteile oder Grenzen der Anwendbarkeit von Standards sichtbar.

**Einbeziehen des Schülers motiviert**

Grundsätzlich muß auch vorher überlegt werden, inwieweit der Schüler *seinem Ausbildungsstand entsprechend* beteiligt werden kann und soll. Je mehr er aktiv planend und handelnd tätig wird, um so mehr wird er zum (Weiter-)Lernen motiviert sein, um so eindrücklicher wird das Gelernte in seinem Gedächtnis haften.

**Rollen absprechen**

Wichtig ist eine vorausgehende klare Absprache der Rollenverteilung: *Wer übernimmt was?*

Zu prüfen ist daher im Einzelfall:

- Was weiß und kann der Schüler schon?
- Was kann er allein oder mit dem Anleiter vorbereiten?
- Was kann er allein oder unter Aufsicht durchführen?

**Beispiel**

Schülerin E. hat schon zweimal einen Verbandwechsel miterlebt, der aus Zeitmangel hektisch und ohne Erklärungen von Mitarbeitern der Pflegegruppe durchgeführt wurde. Jetzt spricht sie die Anleiterin darauf an und fragt, ob und welche Fehlerquellen ihr bei der Durchführung aufgefallen sind. Gemeinsam planen sie, den nächsten Verbandwechsel zusammen durchzuführen.

> Nach Absprache mit dem Patienten und nach der vollständigen Vorbereitung aller notwendigen Materialien entfernt die Anleiterin den alten Verband, da sie die Wundverhältnisse selbst am besten kennt.
> Die Schülerin bekommt den Auftrag, genau zu beobachten und sich mögliche Fehlerquellen zu merken.
> Anschließend erfolgt ein Rollentausch: Die Schülerin führt die Wundreinigung und die sterile Wundabdeckung durch, die Anleiterin assistiert.
> Im Nachgespräch zählt die Schülerin alle möglichen Fehlerquellen auf und wird von der Anleiterin sofort gelobt.

**Zur späteren Tutorentätigkeit hinführen**

Das schrittweise Einführen und Mitgestalten einer Anleitungsaufgabe kann zugleich auch der erste Schritt zu einer späteren Tutorentätigkeit sein.
Der Schüler kann dabei erleben, wie er sich sorgfältigst vorbereiten und Hintergrundwissen aneignen muß, um auf Fragen befriedigend antworten zu können. Er wird aber auch merken, daß er selbst am meisten davon profitiert und Freude daran empfinden, wenn er Erfolg hatte. (vgl. Kap. 1).

**Beispiel einer Tutorentätigkeit**

> Schülerin B. ist der Meinung, daß sie nach wiederholtem Wechsel der Perfusorspritze die nötige Routine erworben hat.
> Die Anleiterin vereinbart, daß sie es Schülerin K. vorführen und erklären soll. Um auf mögliche Fragen von Schülerin B. vorbereitet zu sein, bekommt sie von der Anleiterin noch Informationsmaterial zum Nachlesen.
> Die praktische Demonstration am nächsten Tag klappt dann ganz gut. Beim Beantworten von Fragen der Schülerin K. gerät sie jedoch ins Stocken und die Anleiterin muß einige Punkte ergänzen. Hierbei wird es Schülerin B. bewußt, daß sie nur etwas kompetent erklären kann, wenn sie es selbst verstanden hat.

**Verantwortung fördert Selbstvertrauen**

Motivation und Selbstvertrauen des Schülers werden gefördert, wenn er Verantwortung übertragen bekommt, wichtig ist aber auch, daß er dabei nicht überfordert bzw. seine Kenntnisse und Erfahrungen nicht überschätzt werden. (Hier empfiehlt sich ein Blick in das Praxisbegleitbuch des Schülers.)

**Maßnahmen reifegemäß delegieren**

Grundsätzlich sollte angestrebt werden, Schüler im Laufe ihrer Ausbildung immer mehr als aktive Partner bei Einzeldemonstrationen einzusetzen und Maßnahmen „reifegemäß zu delegieren". Im Idealfall können sie gegen Ende ihrer Ausbildung dann selbst als Tutoren erste Erfahrungen sammeln, während sich Anleiter und Mitarbeiter beobachtend zurücknehmen. Ihre Aufgabe beschränkt sich dann auf Beratung und evtl. Entscheidungshilfe bei besonders schwierigen Maßnahmen.

## 9.4 Die Durchführung von Einzeldemonstrationen

Planung und Ablauf von Einzeldemonstrationen unterliegen einer systematischen Folge von einzelnen Handlungsschritten. Zunächst werden sie in der Regel vom Anleiter oder Fachlehrer selbst demonstriert, während der Schüler beobachtet und assistiert.
Wichtig ist, daß der Schüler die theoretischen Hintergründe kennt oder sich anhand von Standards, Pflegeplanung oder Dokumentationssystemen kundig macht.
Die Erklärungen während der Maßnahme erfolgen entweder parallel zu den Handlungsschritten oder danach.

- Zielorientiertes Planen,
- Vorbereitungen treffen,
- (Pflege-)Maßnahme durchführen,
- Vorgehen nach der Ganzmethode, oder
- Vorgehen nach der Teilmethode,
- Nachbereitung durchführen,
- Nachgespräch, Beurteilung des Lernerfolgs.

**Rahmenbedingungen abklären**

Als erster Schritt ist eine genaue Bestimmung des konkreten Lernzieles und die Schaffung möglichst günstiger Rahmenbedingungen erforderlich. Sie ermöglichen eine entspannte Lernatmosphäre und reduzieren bzw. verhindern Störungen von außen.

### Zielorientiertes Planen

■ Anregung: Die Aufzählungen der folgenden einzelnen Handlungsschritte sind bei Bedarf als „Checklisten zum Abhaken“ gedacht. Sie müssen dann jeweils nur auf die individuelle Situation übertragen werden. Dadurch kann die Planung und Durchführung einer Einzeldemonstration wesentlich erleichtert werden. Die Darstellung der einzelnen Schritte erscheint zunächst sehr umfangreich. In der Praxis jedoch werden sie (unbewußt) in der Regel genauso ablaufen.

Konkrete Überlegungen:

Lernziele festlegen

- ☐ Welche Lerninhalte sind noch offen, was soll der Schüler können bzw. kennenlernen (realistische Zielformulierung)?
- ☐ Kann der Fachlehrer der Schule mitwirken oder möchte er beobachtend und prüfend dabei sein?
- ☐ Wird die (Pflege-)Maßnahme an einem Bewohner/Patienten demonstriert? Oder ist eine technische Demonstration wie z. B. Umgang mit dem Sauerstoffgerät momentan angesagt?
- ☐ Wo soll die Demonstration stattfinden, welche Möglichkeiten bietet die Pflegegruppe/Einrichtung?
- ☐ Wie ist die (momentane) Personalsituation? Gibt es personelle Ressourcen?
- ☐ Welche Termine/Absprachen stehen an (z. B. Therapien, Arztbesuche, Besuche von Angehörigen)?
- ☐ Welche Hilfsmittel werden benötigt/müssen besorgt werden?
- ☐ Wer soll daran teilnehmen?
- ☐ Sind noch andere Schüler der Einrichtung daran interessiert?
- ☐ Wann, welcher Tag, welche Tageszeit ist geeignet, wann kann sich der Bewohner, Anleiter, Schüler oder das Team am besten darauf einstellen?
- ☐ Wie lange kann der Bewohner/Patient (z. B. aus gesundheitlichen Gründen) mit der Maßnahme „belastet“ werden?
- ☐ Wie lange kann das Team die Mitarbeit des Anleiters/Schülers bei der „normalen“ Tagesarbeit entbehren?

Nach Prüfung der personenbezogenen und institutionellen Voraussetzungen und sogleich vorgenommenen Absprachen kann der nächste Schritt folgen:

## Vorbereitungen treffen

Zielorientiert vorbereiten

Konkrete Schritte (evtl. schon am Tag zuvor planen):

- ☐ Lernziel endgültig vereinbaren, Bezug zur letzten Anleitungssituation herstellen.
- ☐ Mit dem Fachlehrer Kontakt aufnehmen.
- ☐ Abklären, auf welchem Vorwissen aufgebaut werden kann, wo/wie sich der Schüler zusätzlich informieren kann (z. B. Informationssysteme, Standards, Lehrbücher).
- ☐ Mit dem Bewohner/Patienten sprechen und um sein Einverständnis bitten.
- ☐ Zeitpunkt und voraussichtliche Dauer absprechen, auch mit den anderen Mitarbeitern.
- ☐ Anleitungsverlauf und Vorgehen (Handlungskette) planen, Beteiligung des Schülers festlegen, evtl. schriftlich festhalten.
- ☐ Überlegen was *vorher, während* oder *danach* erklärt werden soll.
- ☐ Zusammenhänge zwischen aktueller Symptomatik und evtl. abweichendem Vorgehen erläutern (Anamnese, biographische Faktoren).
- ☐ Aktivierungsmöglichkeiten und -chancen einbeziehen.
- ☐ Mögliche Schwierigkeiten/Störungen ansprechen (z. B. akute Veränderungen, Zweibettzimmer, männlicher Schüler auf Frauenstation).
- ☐ Prüfen der Hilfsmittel, Wirkweisen erklären, z. B. bei Lagerungsmitteln, Medikamenten, technischen Geräten.

Nach nochmaliger Prüfung, ob alle Überlegungen vom Vortag noch gültig sind (z. B. im Hinblick auf den Gesundheitszustand des Bewohners/Patienten), Methode der Demonstration (Ganzmethode oder Teilmethode) und Form der Zusammenarbeit absprechen.
Für eine ungestörte und möglichst entspannte Arbeitsatmosphäre sorgen, abklären, ob und wann Hilfestellung vom Schüler gewünscht wird und ihn entsprechend seinen Fähigkeiten zu eigenständigem Handeln ermutigen.

### (Pflege-)Maßnahme durchführen

Konkrete Schritte:

Grundlagen der Durchführung

- ☐ Bewohner/Patienten begrüßen, Befinden prüfen und nochmals informieren.
- ☐ Evtl. Schild: „Bitte nicht stören!" anbringen.
- ☐ Material vorbereiten (mit dem Schüler/oder durch den Schüler): z. B. frische Wäsche, Pflegemittel, Verbandmaterial, Einmalhandschuhe.
- ☐ Zimmer vorbereiten bzw. kontrollieren: Fenster, Heizung, Stellung des Bettes, Blickschutz, Ablagemöglichkeiten für Bettzeug.
- ☐ Möglichkeiten zur Entsorgung beschmutzter Hilfsmittel wie Wäsche, Einlagen, Verbandmaterial usw. bereitstellen.
- ☐ Bewohner bequem und günstig lagern, z. B. bei einem Verbandwechsel entsprechend der Lage der zu versorgenden Wunde.
- ☐ Günstigen Standort des Schülers festlegen, gute Sicht, Rechts- oder Linkshänder beachten.
- ☐ Maßnahme nach Pflegestandard durchführen, dabei über die einzelnen Handlungsschritte informieren.
- ☐ Schüler je nach Lernstand und Planung einbeziehen, Vorgehen begleitend oder nach Absprache anschließend erklären.

Je nach Wissensstand des Schülers kann die Durchführung nach der Ganz- bzw. Teilmethode demonstriert werden.

## 9.5 Vorgehen nach der Ganzmethode

Die Ganzmethode läßt den Zusammenhang erkennen

Bei der Ganzmethode demonstriert der Anleiter/Fachlehrer *durchgehend eine ganze Pflegehandlung*, nachdem er Pflegeziel und Durchführung vorher (außerhalb des Zimmers) mit dem Schüler besprochen hat, z. B. Morgentoilette im Bett und Anlegen eines Kompressionsverbandes vor dem Aufstehen des Bewohners.
Während der Pflegehandlung macht der Anleiter/Fachlehrer auf wichtige Beobachtungskriterien aufmerksam, z. B. Kontrolle des Kompressionsdrucks der Binde am Bein.
Der Schüler beobachtet die einzelnen Handlungsschritte und gibt Hilfestellung, wo nötig, evtl. Halten des Beines beim Anlegen des Verbandes.

Er versucht gleichzeitig, die Zusammenhänge zu verstehen:

- Anlegen des Verbandes vor dem Aufstehen,
- Widerstand des Bindenmaterials,
- Druck auf Muskulatur und Venen,
- Entstauung der Venen.

Der Schüler verbindet seine Beobachtungen mit seinem Wissen und beginnt zu „begreifen“.

Bei der Ganzmethode lernt der Schüler die Durchführung einer Maßnahme in ihrem Zusammenhang kennen, er erlebt, wie sie innerhalb der Pflegeplanung ausgeführt wird.

„Die Ganzmethode ist der Teilmethode überlegen, weil der Sinnzusammenhang als verbindendes Element beim Lernen erhalten bleibt.“ (A. Vogel 1979)

## 9.6 Vorgehen nach der Teilmethode

**Schwierige Anteile getrennt lernen und üben**

Bei der Teilmethode konzentriert der Anleiter seine Ausführungen zunächst nur auf einen *Teil der Maßnahme*, z. B. nur auf das Anlegen eines Kompressionsverbandes. Er schafft dadurch Gelegenheit, den schwierigeren Anteil einer Maßnahme gesondert zu erklären und zu üben. Er demonstriert (mit Einverständnis des zu Pflegenden) schrittweise und macht auf die wesentlichen Punkte aufmerksam.

**Beispiel 1: Anlegen eines Kompressionsverbandes**

Bei Frau M. muß morgens vor dem Aufstehen zur Vorbeugung gegen Thrombose ein Kompressionsverband angelegt werden.

Der Anleiter hat dem Leistungsnachweis der Schule entnommen, daß im vergangenen Theorieblock Maßnahmen zur Thromboseprophylaxe besprochen wurden. Er versucht deshalb, dem Schüler während seines Praxisblocks Gelegenheit zum Probieren, Üben und Festigen der praktischen Anteile des Gelernten, z. B. Anlegen eines Kompressionsverbandes, zu verschaffen.

**Verstehen**

Zunächst überzeugt er sich davon, daß der Schüler die therapeutische Wirkung von Kompressionsverbänden verstanden hat und daß er weiß, war er beim Anlegen beachten muß.

**Beobachten**

Nun plant er, an mehreren aufeinanderfolgenden Tagen mit dem Schüler *gemeinsam* den Verband bei Frau M. anzulegen.

Er zeigt ihm, wie er die Binde hält, abrollt und wie er sie der Form des Beines folgen läßt. Zum Schluß läßt er den Schüler fühlen, wie stark die Spannung der Binde sein soll, damit sich ihre Wirkung entfalten kann und doch keine Schnürfurchen hinterläßt.

**Probieren**

Denach empfiehlt er dem Schüler, bei sich selbst oder bei einem Kollegen einen ersten Anlegeversuch zu machen.

**Handeln**

An den folgenden Tagen wird der Schüler den Kompressionsverband anlegen, der Anleiter beobachtet, kontrolliert und gibt Rückmeldung.

**Üben**

Danach wird der Schüler allein weiterüben, bis ihm das Anlegen eines Kompressionsverbandes problemlos „von der Hand geht".

**Teilhandlung in die Gesamthandlung einbauen**

Hat er durch dieses Vorgehen Sicherheit bei der Durchführung einer Teilhandlung gewonnen, kann er sie in die Gesamthandlung einbauen (Morgentoilette und Anlegen eines Kompressionsverbandes).

> Die Teilmethode kann also als *Vorstufe der Ganzmethode* durchaus ihre Berechtigung haben.

**Beispiel 2: Intramuskuläre Injektion**

Die Durchführung einer intramuskulären Injektion (i. m.) wird vom Anleiter als Lernsituation für den Schüler organisiert.

**Verstehen**

Bei den Vorbereitungen überzeugt sich der Anleiter vom notwendigen theoretischen Wissen des Schülers, läßt ihn die rechtliche Situation und mögliche Komplikationen aufzählen und mit eigenen Worten die Technik der Injektion wiedergeben. Der Anleiter kann sich dadurch ein Bild machen, wie gut der Schüler die Zusammenhänge erfaßt hat.

**Material vorbereiten**

Das Vorbereiten des Materials vor der Injektion wird vom Schüler unter Aufsicht selbständig durchgeführt, ebenso die Information des zu Pflegenden. Dabei ergänzt der Anleiter nur, wenn nötig.

**Beobachten**

Die Verabreichung der Injektion wird zunächst vom Anleiter selbst durchgeführt, der Schüler beobachtet hierbei Koordination und Ablauf der Handlung.
An den folgenden Tagen wiederholt der Anleiter die Demonstration, der Schüler beobachtet und prägt sich die Vorgehensweise ein.

**Handeln**

Danach führt der Schüler unter Aufsicht die Injektion durch, der Anleiter beobachtet, kontrolliert und gibt Rückmeldung.

Der Schüler wird die Injektion erst dann allein ausführen können, wenn er sich selbst sicher fühlt und der Anleiter/Fachlehrer dies bestätigen kann.
Selbstverständlich müssen bei der Delegation von Injektionen die Rechtsgrundlagen beachtet werden. (Die Durchführungsverantwortung trägt die anleitende Person, der Schüler hat das Recht, bei Unsicherheit zu verweigern).

**Üben**

„Üben heißt, dem Vergessen entgegenwirken. Dabei kann dem Vergessen am besten entgegengewirkt werden, indem das Gelernte *sofort* wiederholt und durch nachfolgendes Üben gesichert wird." (nach A. Vogel)

Beim Entsorgen des Materials hat der Schüler Gelegenheit, seine Hygienekenntnisse und die Sicherheitsvorkehrungen von Anfang an einzusetzen und zu üben.

**Wichtige Regeln**

Folgende Regeln sind zu beachten:

- Die einzelnen Handlungsschritte müssen begründet werden bzw. begründbar sein.
- Die Versorgung des zu Pflegenden darf durch die Maßnahme nicht gefährdet werden, deshalb rechtzeitig eingreifen, wenn Gefahr droht.
- Nicht *über* den Pflegebedürftigen reden, sondern *mit* ihm. Verständlich informieren, seine Wünsche respektieren.
- Obwohl der Zeitbedarf i. a. größer ist als im Alltagsgeschehen, sollte trotzdem versucht werden, zügig und rationell zu arbeiten.
- Ideen des Schülers nach Möglichkeit einbeziehen oder im Nachgespräch aufgreifen. Keinesfalls abblocken: „So haben wir es schon immer gemacht!"

Die Achtung vor dem Pflegebedürftigen muß immer im Vordergrund bleiben, trotz gedanklicher Konzentration auf die pädagogischen und medizinisch-pflegerischen Inhalte einer Demonstration!

## 9.7 Nachbereitung durchführen

**Immer zuerst den Bewohner versorgen**

Nach jeder Demonstration muß *immer zuerst* wieder für das bestmögliche Wohlbefinden des zu Pflegenden gesorgt werden, z. B.

- bequem (zurück-)lagern,
- Zimmer aufräumen und wieder wohnlich herrichten,

- für Bettlägerige Klingel bereitlegen,
- lüften,
- Heizung regulieren,
- nach Wünschen fragen, evtl. zu trinken anbieten.

Danach das gebrauchte Material nach ökologischen Grundsätzen sortieren und entsorgen. Ein „Dankeschön“ an den zu Pflegenden beschließt die praktische Demonstration. Danach erfolgt die Eintragung ins Dokumentationssystem und ins Praxishandbuch des Schülers.

## 9.8 Nachgespräch, Beurteilung des Lernerfolgs

**Für eine entspannte Atmosphäre sorgen**

Das Nachgespräch ist zugleich Abschluß der Einzeldemonstration, in ihm sollen die Ereignisse und Beobachtungen zusammengefaßt, kommentiert und beurteilt werden. Damit die Eindrücke noch lebendig sind, sollte es möglichst unmittelbar nach der Nachbereitung erfolgen.
Wichtig ist auch hier die Gesprächsatmosphäre, sie kann durch das Verhalten der Beteiligten, ihre Wortwahl und durch einen ruhigen Raum gefördert werden.

**Beobachtungen des Schülers**

Der Schüler hat Gelegenheit,

- über seine Beobachtungen und Gefühle zu reden,
- offengebliebene Fragen anzusprechen,
- Wünsche nach Ergänzung und Übung zu äußern,
- seinen Standort im Rahmen der Ausbildung zu bestimmen.

**Beobachtungen des Anleiters**

Der Anleiter hat Gelegenheit, seine Beobachtungen während der Demonstration mitzuteilen über

- das Engagement des Schülers,
- sein Hintergrundwissen und seine kognitiven Fähigkeiten,
- seine praktischen Fähigkeiten (handling),
- seinen Umgang mit dem zu Pflegenden,
- seine Sicherheit beim Einsatz der (Pflege-)Mittel.

**Alle Beteiligten planen den weiteren Verlauf der praktischen Ausbildung**

Zusammenfassend werden alle Beteiligten festzustellen versuchen, ob das Lernziel erreicht wurde, wo der Schüler besondere Stärken oder Schwächen gezeigt hat und wie im weiteren Verlauf der praktischen Ausbildung entsprechend reagiert werden kann und soll.
Damit ergibt sich zugleich eine Perspektive für die nächste Demonstration bzw. die Möglichkeit einer Vertiefung der zuletzt erworbenen Erkenntnisse und Fähigkeiten.
Ein prüfender Vergleich mit den Anforderungen im Praxisleitfaden zeigt, wo der Schüler momentan steht.

## 9.9 Lernen beim Begleiten und Einzeldemonstrationen ergänzen einander

In Kapitel 8 und 9 werden die beiden häufigsten Anleitungsmethoden beschrieben. Die nachfolgende Übersicht soll nochmals auf die jeweiligen Vorzüge beider Methoden aufmerksam machen.

| Vorzüge des Lernens beim Begleiten | Vorzüge der Einzeldemonstration |
|---|---|
| ... dem Schüler einen Überblick über das Arbeitsfeld geben, Realität erleben lassen. | ... Lernmöglichkeiten individuell planen und systematisch vorbereiten, zusätzliche Informationsquellen und Medien hinzuziehen, Fachlehrer einbeziehen. |
| ... Lernchancen aus der Alltagssituation nützen, z. B. Sofortmaßnahmen bei Akutsituationen. | ... durch Planung und Absprache Störungen von außen vermeiden. |
| ... Schwerpunkte setzen, ... Lernerfolge durch Wiederholungen sichern. | ... umfangreiche Demonstrationen in Sequenzen aufteilen, in mehreren Schritten erarbeiten, bei Bedarf wiederholen. |
| ... längerfristige Praxisaufgaben vereinbaren, z. B. Beobachtung eines Bewohners, Durchführung einer Pflegeplanung. | ... Vorbereitung und Durchführung zunehmend an Schüler delegieren. |
| ... auf langfristige Wirkung von Pflegemaßnahmen hinweisen und analysieren, z. B. Behandlung eines Dekubitus. | ... günstigen Zeitpunkt für die Maßnahme wählen (für Bewohner und Mitarbeiter). |
| ... Lernentwicklungen über einen längeren Zeitraum beobachten. | ... Schüler anderer Bereiche oder andere interessierte Personen hinzuziehen. |
| ... Anregung für notwendige Verhaltensänderungen geben und längerfristig beobachten. | ... Zeitaufwand, wenn nötig, von der Tagesarbeit unabhängig einsetzen, z. B. bei besonders schwierigen Maßnahmen oder Meinungsverschiedenheiten. |

Beide Anleitungsmethoden haben sich allein und in ihrem Zusammenwirken bewährt. Sie ergänzen sich, vervollständigen die Erwartungen der Schule und führen zu eigenständiger Handlungskompetenz des Schülers.

# 10. Pflegestandards in der Praxisanleitung

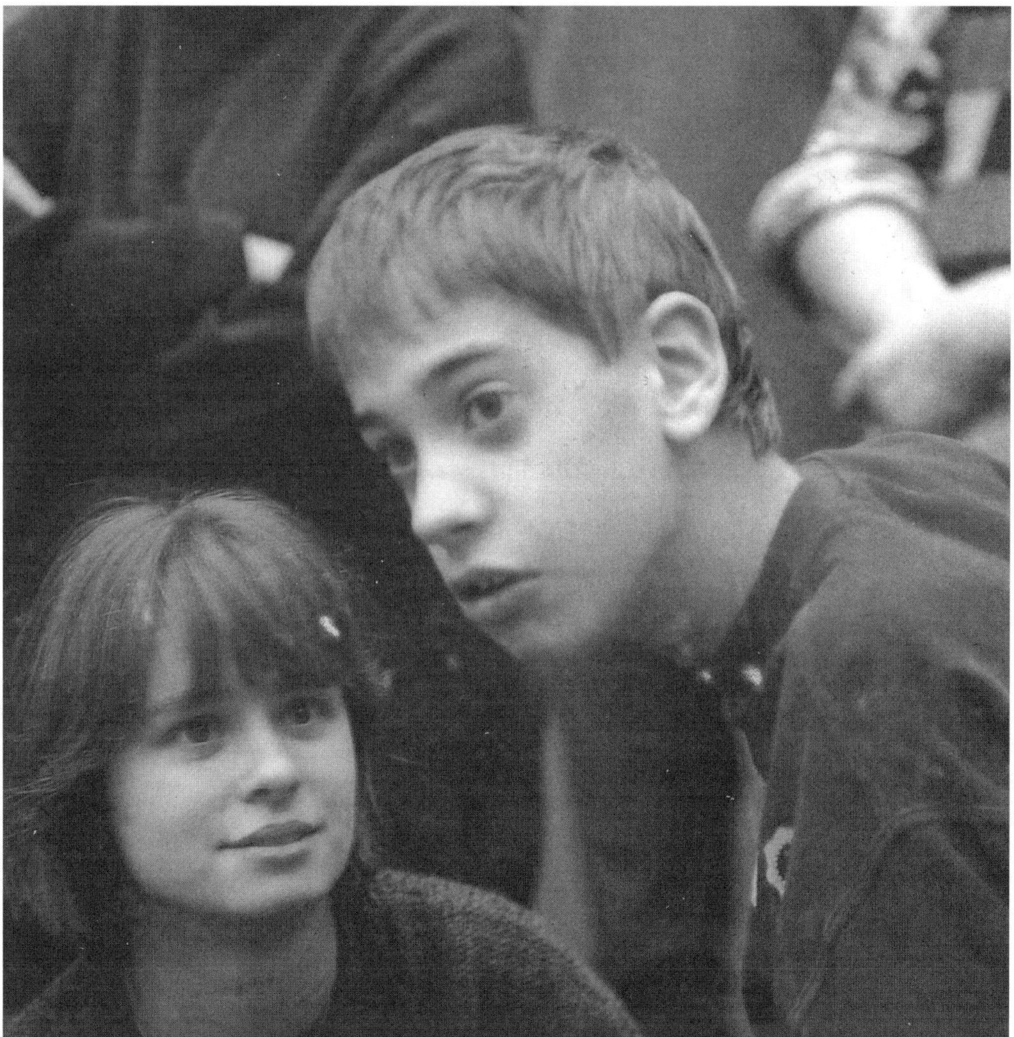

# 10. Pflegestandards in der Praxisanleitung

Die Diskussion um die Einführung qualitätssichernder Maßnahmen im Pflegebereich berührt auch die Diskussion um eine Verbesserung der Ausbildung und damit auch der praktischen Anleitung von Schülern.
Mit der Qualität aller pflegerischen Leistungen wächst die Kompetenz der Mitarbeiter und damit auch ihre Fähigkeit, Schüler auszubilden.
Um die Pflegequalität zu sichern, werden *Pflegestandards* erarbeitet, die ein abgestimmtes Vorgehen bei allen Pflegemaßnahmen beschreiben.

## 10.1 Was sind eigentlich „Pflegestandards"?

**Pflegestandards sind gemeinsame Vereinbarungen**

Pflegestandards sind schriftliche Vereinbarungen über die Ausführung von Pflegemaßnahmen (z. B. Körperpflege, prophylaktische Maßnahmen, Trainingsprogramme), die von der Pflegedienstleitung/Gruppenleitung mit Mitarbeitern der einzelnen Pflegegruppen und der Schule *gemeinsam* erarbeitet werden. Dabei lassen sich auch schon existierende Vorlagen anderer Einrichtungen übernehmen oder den eigenen Bedingungen anpassen.
*Grundlage ist das Pflege- und Betreuungsziel der Einrichtung und das Pflegeverständnis der Mitarbeiter.*

**Pflegestandards zwingen zur Überprüfung von Gewohnheiten**

Derartige Vereinbarungen setzen eine intensive Diskussion über die bis dahin praktizierten Pflegemethoden- und Erfahrungen voraus, wobei auch die eigenen, meist unbewußten (Pflege-)Gewohnheiten der Mitarbeiter kritisch unter die Lupe genommen, bei Bedarf durch neue Erkenntnisse korrigiert und erneut abgesprochen werden müssen.
Die Arbeitsgruppen müssen sich mit ihrer Arbeit in der Vergangenheit auseinandersetzen, an Bewährtem festhalten und Prioritäten für die Zukunft setzen, unter Berücksichtigung neuester

Erkenntnisse in der Pflegeforschung und der vorgegebenen Ziele.

**Pflegestandards müssen eindeutig formuliert sein**

So wichtig wie die gemeinsame Absprache über das künftige Vorgehen ist auch die eindeutige, für alle gut verständliche Dokumentation. Es dürfen dabei keine Mißverständnisse wegen unpräsizer Formulierungen oder unbekannter Fremdwörter entstehen. Auch Berufsanfänger sollen sich rasch orientieren können.

**Pflegestandards beschreiben einen Weg**

Pflegestandards beschreiben das Vorgehen bei einer Pflegemaßnahme

- wie es allen Beteiligten am sinnvollsten erscheint,
- wie es sich in der Vergangenheit schon bewährt hat und
- wie es dem Pflegebedürftigen am ehesten gerecht wird, um das vorgegebene Pflegeziel zu erreichen.

Im einzelnen wird festgelegt:

- das Ziel für eine bestimmte Maßnahme,
- die Art und Weise der Durchführung (Handlungsablauf),
- der Einsatz von Pflegemitteln,
- mögliche Gefahren,
- die eindeutige Dokumentation.

Dadurch wird Qualitätssicherung möglich durch

- Überprüfung und Beobachtung des Ergebnisses und der Zielerreichung,
- die bei Bedarf wiederum gemeinsam zu vereinbarende Korrektur.

**Pflegestandards sind für alle Mitarbeiter verbindlich**

Pflegestandards müssen als konkrete Handlungsanweisungen verstanden werden, die von der Pflegedienstleitung/Grupenleitung für alle Mitarbeiter, auch für die Schüler, für verbindlich erklärt werden.
Auch deshalb müssen die Vereinbarungen *gemeinsam*, auch mit der Schule getroffen werden, damit alle auch innerlich dazu „ja" sagen können, wirklich dazu stehen und daran festhalten. Werden Standards einseitig „von oben" verordnet, landen sie meist unberührt in einer Schublade.

**Leitbild**

Pflegestandards orientieren sich in der Zielformulierung am Pflegeleitbild, dieses wiederum am Leitbild der Einrichtung.

## 10.2 Pflegestandards als Orientierungshilfe bei der praktischen Anleitung

Beispiel

Der Fachlehrer beobachtet bei seinem Besuch in der Pflegegruppe, daß Schülerin I. sehr unsicher beim Vorbereiten von Pflegemitteln für eine Dekubitusversorgung ist. Er erfährt, daß die Anleiterin längere Zeit krank war und die Schülerin deshalb von verschiedenen Mitarbeitern angeleitet wurde. sie erlebte dabei unterschiedliche Vorgehensweisen und hörte verschiedene Meinungen.

Sicherheit durch einheitliche Vorgaben

Da ein Schüler von seinem Ausbildungsstand her noch nicht in der Lage ist, eine Situation selbst zu beurteilen und sich seine eigene Meinung zu bilden, wird er durch unterschiedliche Vorgehensweisen und verschiedene Meinungen völlig verunsichert. Er ist auf eindeutige und unmißverständliche Vorgaben angewiesen.
Zudem fühlt er sich häufig unter einem (selbstgemachten) Leistungsdruck, weil er trotz Schülerstatus möglichst frühzeitig „alles recht machen will".
Er möchte einerseits die Mitarbeiter nicht so oft bei ihrer Arbeit stören und nachfragen, und wünscht sich andererseits doch, bald eine Hilfe für das Team zu sein.
Deshalb ist die Einführung von Pflegestandards für die Anleitung von Schülern ein hilfreicher Schritt in die richtige Richtung, sowohl für die Praxis als auch für die Schule.

Beispiel: Krankenhaus

Während der Praxisbegleitung will die Fachlehrerin mit der Schülerin A. bei einer bettlägerigen Patientin eine Haarwäsche vornehmen. Bei der Vorbereitung dient der Pflegestandard „Haarwäsche" als Grundlage.
Weil sich die Fachlehrerin aber unsicher ist, welche der beiden Alternativen im Standard laut Pflegeplan vorgesehen ist, wird der Praxisanleiter hinzugezogen. Dieser gibt noch einige Hinweise zur Handhabung der Haarwaschschüssel, und die Durchführung kann beginnen. Am Ende wird anhand des Pflegestandards die Durchführung nochmals besprochen und ausgewertet.

Übereinstimmung der Methoden

Pflegestandards fördern also

- die Übereinstimmung der Pflegemethoden in der Pflegegruppe,
- die Übereinstimmung der Praxis mit den theoretischen Grundlagen,
- die Kompetenz der Mitarbeiter und
- das Vertrauen und die Zustimmung der zu Pflegenden in die Durchführung der Pflegemßnahmen.

Pflegestandards führen zu denselben Vorgaben *von allen* Mitarbeitern *für alle* Schüler.

> Wenn alle Vorgaben in ihren wesentlichen Aussagen übereinstimmen, werden nicht nur Anleiter und Mitarbeiter spürbar entlastet, auch der Schüler gewinnt an Handlungssicherheit und Selbstvertrauen, und dies spürt letzten Endes der Pflegebedürftige am meisten.

## 10.3 Die Übereinstimmung von Theorie und Praxis kann durch Pflegestandards gefördert werden

**Schulen vermitteln Pflegestandards**

Auch die Schulen beteiligen sich an der Diskussion um die Vereinbarung und Festlegung von Pflegestandards. Sie vermitteln den Schülern das nötige Hintergrundwissen und bereiten sie auf die Arbeit mit Pflegestandards in der Praxis vor.
Die Fachlehrer der Schule tauschen mit den Mitarbeitern der Einrichtung ihre Erfahrungen aus, profitieren von den Anregungen aus der Praxis und geben ihrerseits Rückmeldung und Anregung.

**Pflegestandards sichern die Anleitung**

Der Anleiter kann sich bei seinen Demonstrationen an den gegebenen Pflegestandards orientieren und sie in seine Planung einbeziehen. Er weiß auch, daß die anderen Mitarbeiter nach denselben Methoden arbeiten und ihn jederzeit vertreten können.
Durch den Erfahrungsaustausch mit der Schule ist sich der Anleiter einer größtmöglichen Übereinstimmung mit den theoretischen Voraussetzungen des Schülers sicher.
Abweichendes Verhalten muß er begründen und evtl. Alternativen in Einzelfällen aufzeigen (z. B. wenn besondere Wünsche bzw. Gegebenheiten von Bewohnern oder Patienten vorliegen).

**Vorteile für Schüler**

Arbeiten mit Standards bedeutet für den Schüler:

- Er weiß, welches Ziel er mit der Maßnahme erreichen will.
- Er gewöhnt sich an systematisches Arbeiten.
- Er wird mit einheitlichen Methoden in der Pflegegruppe konfrontiert.
- Er kennt die Begründung für die einzelnen Handlungsschritte.
- Er kann sicher sein, daß es keine spontanen Veränderungen im Pflegeablauf ohne gemeinsame Absprache geben wird.
- Er kann die nötigen Hilfsmittel entsprechend einsetzen.

- Er fühlt sich insgesamt sicherer, weil er Standards jederzeit nachlesen und individuelle Unterschiede ansprechen kann.
- Er weiß, daß Theorie und Praxis in größtmögliche Übereinstimmung gebracht werden können.

**Vorteile für den Anleiter**

Arbeiten mit Standards bedeutet für den Anleiter:

- Er ist sich übereinstimmender Pflegemethoden im Team sicher.
- Er kann sich leichter durch Co-Anleiter vertreten lassen.
- Er kann sich selbst jederzeit nochmals versichern und nachlesen, was gemeinsam vereinbart wurde.
- Er hat bei selten durchzuführenden Maßnahmen eine Orientierungshilfe.
- Er hat anhand von Pflegestandards objektive Beurteilungskriterien.

**Nagelpflege** (erarbeitet in der Münsterklinik in Zwiefalten)

Beispiel für ein Pflegestandard

**1. Pflegeziele**

- Nägel sind gepflegt
- hygienische Nagelpflege ist gewährleistet
- Wohlbefinden ist gestärkt
- Verletzungen/Entzündungen sind vermieden
- individuelle Wünsche sind berücksichtigt
- größtmögliche Kooperation ist erreicht
- Veränderungen sind erkannt

**2. Vobereitung**

☐ **Material**

► ***Hinweis: Pflegemittel möglichst patienteneigen***

- Waschschüssel mit Wasser (temperiert)
- Waschlotion
- Handtuch
- Nagelzange
- Nagelschere
- Nagelfeile
- Nagelbürste
- Nagelpflegeutensilien auf Wunsch
- Handcreme
- ggf. Fußcreme
- ggf. Behandlungsmittel nach ärztlicher Anordnung
- evtl. Nagellackentferner und Watte
- ggf. Einmalhandschuhe
- Abwurfmöglichkeit

☐ **Patient**

- über die Maßnahme informieren
- individuelle Gewohnheiten erfragen

☐ **Raum**

- geeigneter Raum (Bad/Patientenzimmer)

**3. Ausführung**

- Kommunikation während der gesamten Maßnahme aufrechterhalten
- zur Kooperation auffordern
- evtl. Nagellackreste entfernen
- auf Veränderungen achten
  - Pilze
  - Risse
  - Hornhaut

*Fingernägel:*

- ggf. Einmalhandschuhe anziehen
- Hände ca. 1 Min. im warmen Wasser eintauchen
  - ggf. bürsten
  - abtrocknen
- Nagelhäute mit dem Handtuch leicht zurückschieben
- Handtuch unter Hände legen
- Nägel bis an die Fingerkuppe rund zurückschneiden und feilen (Wünsche möglichst berücksichtigen)
- mit der Feile die Nägel reinigen
- ggf. Behandlungsmittel anwenden
- Hände anschließend gut eincremen, besonders am Nagelfalz
- nach Möglichkeit persönliche Wünsche mit einbeziehen (z. B. Nagellack)

*Fußnägel:*

- Füße ca. 1 Min. im warmen Wasser eintauchen
  - ggf. bürsten
  - abtrocknen
- Nagelhäute mit dem Handtuch leicht zurückschieben
- Handtuch unter die Füße legen
- Nägel bis zur Zehenkuppe gerade zurückschneiden und feilen (Wünsche möglichst berücksichtigen)
- mit der Feile Nägel reinigen
- Füße anschließend gut eincremen, besonders am Nagelfalz
- nach Möglichkeit persönliche Wünsche mit einbeziehen

► ***Hinweis: Auf Wunsch oder nach Bedarf Fußpflege veranlassen***

**4. Nachbereitung**

- Entsorgung/Aufbereitung der gebrauchten Materialien (siehe Desinfektion)
- hygienische Händedesinfektion

**5. Dokumentation**

- Vorgang unter Benennung des Pflegestandards im Dokumentationssystem festhalten
- Besonderheiten sowie Veränderungen dokumentieren

**6. Personen**

- Anzahl: eine, ggf. zwei
- vorrangig Bezugsperson

**7. Qualifikation**

- ausgebildete Mitarbeiterinnen des Pflegedienstes, Auszubildende nach entsprechender Anleitung

# 11. Die Beurteilung – ein Kapitel für sich

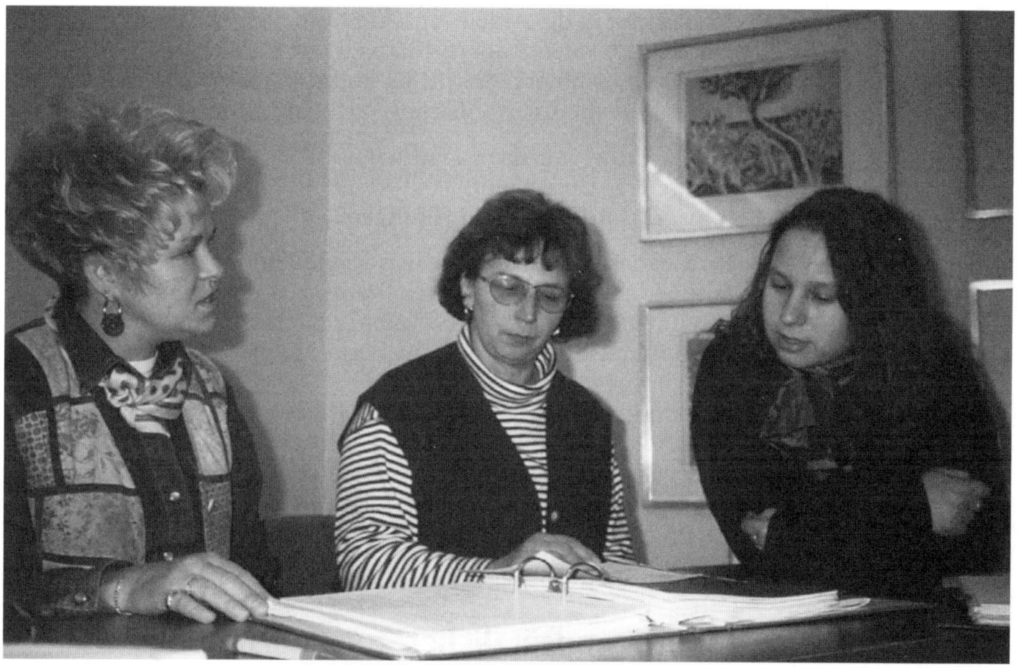

## 11.1 Die formalisierte Rückmeldung

Neben den in die Anleitungssituation „eingebauten" informellen, begleitenden Rückmeldungen des Anleiters zum Lernfortschritt des Schülers (s. S. 128f) sind zu verschiedenen Zeitpunkten der Ausbildung „offizielle" Rückmeldungen vorgesehen:

- am Ende von Praxiseinsätzen,
- bei Praxisproben,
- in fachpraktischen Prüfungen.

Im Gegensatz zur alltäglichen Rückmeldung erfolgt die Beurteilung hier in formalisierter Weise, z. B. im Rahmen eines Beurteilungsbogens, den der Anleiter am Ende eines Praxisblocks auszufüllen hat, und/oder in Form von Noten nach Absolvierung vorgegebener fachpraktischer Aufgaben, zu denen gegebenenfalls eine zusätzliche schriftliche Ausarbeitung eingereicht werden muß.
In der Regel sind an solchen offiziellen Rückmeldungen weitere Personen, das Team bzw. der Lehrer für Fachpraxis der Schule, beteiligt.

## 11.2 Grundsätzliches zur Beurteilungssituation

**Wie Beurteilung sein soll**

Beurteilungen sollen *realistisch* sein, d. h. den tatsächlichen Leistungsstand des Beurteilten wiedergeben.
Beurteilungen sollen *gerecht* sein, d. h., sie sollen sich einzig und allein an den vereinbarten, zu überprüfenden Kriterien orientieren (s. Kriterienliste, S. 186f). Beurteilung darf nie ein Instrument zur Bestrafung sein, ebenso schädlich ist die Scheu vor schlechten Beurteilungen, wenn die tatsächliche Leistung schlecht war.
Beurteilungen sollen für den Beurteilten *einsichtig* sein, d. h., sie müssen so begründet werden können, daß er die Gründe für die Bewertung zumindest verstehen und im besten Fall

akzeptieren kann. (Angelehnt an „Beurteilungen in der beruflichen Weiterbildung“, Norbert Grulke, 1996)

## Es „menschelt“ bei der Beurteilung

**Angst vor Bewertungen**

Ein großes Problem im Bemühen um die „richtige“ Beurteilung stellt die Angst vieler Anleiter vor dem Abgeben von Bewertungen dar (s. S. 63f).
Hier spielt der Gedanke an die Anleiter-Schüler-Beziehung eine Rolle, die viele nicht gefährden wollen, der Wunsch, dem Schüler keine Steine in den Weg zu legen, aber auch Unsicherheit beim Anleiter, der sich vielleicht nicht genügend Urteilskompetenz zutraut oder auch keine Möglichkeit hatte, sie zu trainieren.

**Subjektive Beurteilungsfehler**

Ein weiteres Problem stellen subjektive Beurteilungsfehler (s. auch 3.2, S. 47) dar, die sich unbewußt einschleichen, wenn der Beurteilende sich nicht immer wieder selbstkritisch hinterfragt. In Prüfungssituationen sind vor allem die folgenden Verfälschungstendenzen zu beobachten:

**Einseitige Fixierung**

Die Fixierung der Wahrnehmung auf bestimmte Punkte hat zur Folge, daß der Gesamteindruck verlorengeht. Wenn der Schüler eine bestimmte Handlungseigenart zeigt, die der Beurteilende besonders gut findet oder besonders ablehnt, so kann es geschehen, daß dieser eine Aspekt – unbewußt – zur Grundlage der Bewertung gemacht wird.

**Fixierung auf den Anfang oder Schluß**

Eine ganze Handlungssequenz kann eventuell danach beurteilt werden, wie sie begonnen hat. Stimmt der Anfang, so ist der Beurteilende in positiver Erwartung, was nun kommen wird und wertet wohlwollender. Macht der Schüler gleich zu Beginn einen Schnitzer, so wird auch für den Rest der Prüfung nicht mehr viel von ihm erwartet.
Genauso prägend kann der Schluß einer Prüfungssequenz sein, da der Schluß natürlicherweise noch am besten im Gedächtnis haftet.
Dasselbe gilt für die Abfolge der Prüfung, wenn mehrere Prüflinge nacheinander beurteilt werden sollen. „So wird nach einer sehr guten oder sehr schlechten Leistung für die Nachkömmlinge oft ein anderer Maßstab angelegt.“ (Grulke)

**Vor-Urteile**

Der Anleiter hat den Schüler über einen längeren Zeitraum erlebt und sich bereits ein inneres Urteil über seine Leistung gebildet. Er erwartet, daß der Schüler sich auch in der Prüfungssituation diesem Bild entsprechend verhalten wird. Änderungen in der Leistung des Schülers werden ihm kaum auffallen, vor allem wenn sie nicht sehr gravierend sind. Seine Beurteilung wird dann von seiner Vorerwartung bestimmt, nicht von der aktuellen Situation (*self-fulfilling prophecy*).

**Fixierung auf Unwesentliches**

Auch in der Prüfungssituation können Äußerlichkeiten, die nichts mit den zu überprüfenden Fähigkeiten zu tun haben, z. B. der äußere Eindruck, entscheidend auf die Beurteilung einwirken. Vor allem werden Dinge als störend empfunden, die im Gegensatz zur eigenen Persönlichkeit und zum eigenen Wertsystem stehen. Anleiter, die großen Wert auf korrekte Kleidung legen, nehmen z. B. leicht Anstoß an einem salopp gekleideten Prüfling usw. (vgl. 3.2, S. 47).

**Umgang mit den eigenen Fehlern**

Die genannten Beurteilungsfehler lassen sich sicherlich nicht ganz ausschalten. Wichtig ist, sie sich vor Abgabe der Beurteilung selbstkritisch bewußt zu machen und sich nötigenfalls zu korrigieren.
Ein weiteres wichtiges Hilfsmittel sind Notizen während des Beurteilungszeitraums oder der Prüfung, die eine Fixierung vermeiden helfen und das Gedächtnis unterstützen.

**Ein Kontrollmechanismus**

Die Erarbeitung der Beurteilung erfolgt am sinnvollsten in zwei Schritten:
Zunächst wird der Gesamteindruck gewertet, dann werden die einzelnen Beurteilungskategorien eingestuft und mit der Wertung des Gesamteindrucks verglichen. Weichen die Wertungen stark voneinander ab, so ist kritisch nach möglichen Beurteilungsfehlern zu fragen. Danach können die einzelnen Kriterien nochmals durchgegangen werden.

- Anregung: Überlegen Sie, wo Ihre Stärken und Schwächen im Beurteilungsgeschäft liegen. Zu welchen Beurteilungsfehlern neigen Sie?

## 11.3 Beurteilung am Ende eines Praxiseinsatzes

**Schüler-Problem 1: Unklarheit**

> „Meine Praxisbeurteilung habe ich eigentlich erst aus der Benotung erfahren. Ein richtiges Gespräch fand nicht statt. Irgendwie war nie Zeit dazu. Natürlich wüßte ich schon gern, wie die Note entstanden ist. Ich hätte es auch schön gefunden, wenn ich noch selbst etwas zu diesem Praxiseinsatz hätte sagen dürfen." (Eine Schülerin)

**Kommentar**

Die Schülerin fühlt sich durch die Beurteilung überfahren und auch verunsichert, da sie die Gründe für die Note nicht kennt. Daß niemand nach ihren eigenen Eindrücken gefragt hat, ist zudem ein Signal mangelnder Wertschätzung.

Fazit

Das oft unterbleibende Schlußgespräch ist ganz offensichtlich von entscheidender Bedeutung für einen guten Abschluß des Erlebten und Gelernten, einen Abschluß, der wiederum bestimmend ist für die kommenden Erfahrungen (vgl. Kap. 7, S. 115ff).

Anleiter-Problem 1: Unbehagen beim Beurteilen

„Diese Benoterei ist für mich als Anleiterin das Schlimmste. Ich sage den Schülern am liebsten schon während der Anleitung, was sie gut machen oder wo Fehler sind. Aber das Auswertungsgespräch am Schluß liegt mir immer schwer im Magen. Ich merke auch, ich schiebe das immer so lange vor mir her, bis eigentlich keine Zeit mehr ist. Dann wird das so hopplahopp mehr nebenbei erledigt. Aber irgendwie bin ich dann jedesmal unzufrieden, wie es gelaufen ist. Ich weiß nur nicht recht, wie ich es anders machen soll." (Eine Anleiterin)

Kommentar

Die Anleiterin fühlt sich wohl in der spontanen Rückmeldungssituation, meidet aber die Festlegung in der formalisierten Rückmeldung. Grund dafür kann mangelndes Vertrauen in die eigene (Urteils-)Fähigkeit sein oder auch die Angst, es sich mit dem Schüler zu verderben. Mit ihrer Vermeidungstaktik setzt sie sich der Konfrontation und dem eventuellen Widerspruch des Schülers gar nicht erst aus. Die Harmonie in der Anleiter-Schüler-Beziehung bleibt scheinbar gewahrt, doch letztlich erhöht sich die Unsicherheit auf seiten der Anleiterin ebenso wie auf seiten des Schülers (s. Schüler-Beispiel 1).

Fazit

Eines machen die vorhergehenden Beispiele deutlich: Eine möglicherweise sogar mit einer Note verbundene Beurteilung, die zudem häufig nicht unter vier Augen, sondern gemeinsam durch Team und Anleiter erfolgt, stellt den „Ernstfall" einer Rückmeldung dar. Zumal das Ergebnis auch Dritten, vor allem der Schule, zugänglich gemacht wird.
Damit daraus nicht wirklich ein Problem wird oder gar eine sinnlose oder destruktive Rückmeldung für den Schüler, die ihn in seiner Motivation eher lähmt als fördert, sollten bereits im Vorfeld einige Voraussetzungen erfüllt werden:

Zwischengespräche als Muß

Auf keinen Fall darf die offizielle Rückmeldung für den Schüler sich auf ein einziges Auswertungsgespräch erst am Ende des Praxisblocks beschränken. Ebenso bedenklich bis unsinnig ist eine Bewertung oder gar Benotung allein im Rückblick, da sie fast zwangsläufig verfälschend ausfallen muß, sei es nun zum Positiven oder Negativen (s. „Fixierung auf den Schluß", s. S. 129f).

Der Idealfall

Im Idealfall sollte die Praxisbeurteilung eine *Zusammenfassung aller vorangegangenen Rückmeldungen* sein, die vom Anleiter und allen mit dem Schüler zusammenarbeitenden Teammitgliedern verantwortet wird.

Das geht aber nur,

- wenn der Schüler bereits zuvor kontinuierlich Rückmeldung im geforderten Sinne von seiten des Anleiters und des Teams erfahren hat (s. 3.5, S. 57ff), und
- wenn Zwischengespräche und Beurteilungen fest vereinbarte, institutionalisierte Termine werden, bei denen der Schüler konkret erfährt, wo er steht und sich gegebenenfalls um Verbesserung bemühen kann (s. 1.7, S. 16).

Ganz wichtig:

- Der Anleiter sollte seine – positiven und negativen – Beobachtungen und Rückmeldungen im Praxisverlauf immer wieder *schriftlich* festhalten, um später eine Bewertungsgrundlage zu haben.

**Das Abschlußgespräch**

Sind die oben genannten Voraussetzungen gegeben, so gilt es nun vor allem, das Beurteilungsgespräch selbst richtig zu gestalten. Hier spielen eine gute Vorbereitung und die richtige äußere Form eine wichtige Rolle:

- Zunächst sollte der Termin ernstgenommen und rechtzeitig eingeplant werden, nicht am letzten Arbeitstag des Schülers oder zu einem Zeitpunkt, an dem die meisten Teammitglieder nicht da sind.
- Es sollte genügend Zeit für das Gespräch angesetzt sein, umgekehrt sind Open-End-Gespräche zu vermeiden: Setzen Sie am besten einen Zeitrahmen.
- Die Gesprächsteilnehmer – auch der Schüler – sollten schon vorher aufgefordert werden, sich Gedanken zu machen, was sie sagen möchten. Sehr hilfreich sind hier Notizen. Unerläßlich sind solche Notizen auf Seiten des Anleiters!
- Der Tisch sollte nicht mit anderen, nicht zur Sache gehörenden Unterlagen „zugebaut“ sein. Schon äußerlich sollte deutlich signalisiert werden: Jetzt geht es um die Praxisauswertung und um nichts anderes.
- Die Sitzordnung sollte den Schüler nicht zum „Prüfling“ oder gar „Angeklagten“ machen. Lockernd kann schon wirken, wenn sich der Anleiter in der Runde über Eck neben den Schüler setzt, so daß Blickkontakt möglich ist.
- Zur inhaltlichen Strukturierung hilft der Beurteilungsbogen, dessen Schwerpunkte im Beurteilungsgespräch angesprochen werden sollten (s. dazu auch die Kriterienliste, S. 186f).

■ Anregung: Benutzen Sie ein Heft, eventuell eine Kopie des Praxisleitfadens des Schülers für laufende Notizen über die Leistungen des Schülers und Anmerkungen Ihrerseits.

**Gesprächsverlauf**

- Für den Gesprächsverlauf gelten weitgehend die Regeln des „Rückmeldungs-Knigge“ (s. S. 65).

**Sachlichkeit als oberstes Gebot**

Oberstes Gebot ist das Bemühen um Sachlichkeit bei allen Gesprächsteilnehmern. Jeder sollte zu Wort kommen, auch der Schüler. Wichtig ist, über eventuellem Negativem das Positive nicht aus den Augen zu verlieren.

**Raum für Stellungnahme des Schülers**

Im Laufe der Beurteilung sollte man dem Schüler die Möglichkeit zur Stellungnahme geben („Wie geht es Ihnen damit?" „Möchten Sie etwas dazu sagen?").
Außerdem kann der Schüler hier seinerseits dem Team und seinem Anleiter Rückmeldung geben, wie er die Praxiszeit erlebt hat.

**Anleiter als Gesprächsmoderator**

In dieser nicht einfachen Gesprächssituation ist möglicherweise der Anleiter in besonderem Maße gefordert, als Moderator dafür zu sorgen, daß die Gesprächspartner nicht in eine Verteidigungs- oder Anklagehaltung verfallen und das Gespräch unversehens zu einer gegenseitigen „Abrechnung" gerät. Die vorbildhafte Sachlichkeit und Wertschätzung des Anleiters kann den Gesprächsverlauf entscheidend beeinflussen.

Anregung: Planen Sie für das nächste Auswertungsgespräch eine äußere Form, die Ihnen angenehm erscheint. Übernehmen Sie im Gespräch bewußt immer wieder die Moderatorenrolle. Was fällt Ihnen schwer? Was klappt besser? Was könnte das nächste Mal noch verbessert werden?

## Zwei Problemsituationen

**Schüler-Problem 2: Enttäuschung**

„Das Beurteilungsgespräch am Ende meines letzten Praxisblocks war ein richtiger Schock für mich. Ich hatte mich in dem Team wohlgefühlt und eigentlich das Gefühl, daß alles prima gelaufen war und meine Anleiterin und das Team sehr mit mir zufrieden waren. Plötzlich fingen sie an, kein gutes Haar mehr an mir zu lassen. Ich sei nicht zuverlässig und könnte nicht selbständig arbeiten. Ich bin aus allen Wolken gefallen.
Vorher hat mich kein Mensch darauf angesprochen. Zwischengespräche gab es auch keine. Ich wußte gar nicht, wie ich mich verteidigen sollte. Vieles, was mir jetzt vorgehalten wurde, lag ja schon lang zurück." (Eine Schülerin)

**Kommentar**

Es liegt in der Natur der Sache, daß Schüler manchmal von ihrer Beurteilung enttäuscht sind. Im vorliegenden Fall

- geriet offenbar das Abschlußgespräch zur Abrechnung, bei der Positives unterging,
- kam möglicherweise die begleitende Rückmeldung zu kurz,

- war die Anleiter-Schüler-Beziehung anscheinend nicht von Offenheit geprägt,
- es wäre aber auch denkbar, daß die Schülerin Zwischenrückmeldungen verdrängt hat, um ihr Harmonie-Gefühl zu bewahren, oder daß sie eine falsche Selbsteinschätzung in bezug auf ihre Fähigkeiten und Leistungen hat, die negative Rückmeldungen an ihr abprallen lassen (s. Anleiter-Beispiel 2).

**Fazit**

Zwischengespräche hätten Fehleinschätzungen auf beiden Seiten eventuell korrigieren können.

**Anleiter-Problem 2: Uneinsichtigkeit des Schülers**

> „Ich möchte dem Schüler wirklich gerecht werden. Ich möchte auch nicht in bloße „Gefälligkeitsnoten“ verfallen, sondern eine echte Leistungsbeurteilung abgeben, an der der Schüler sich orientieren kann und die ich ausführlich mit ihm bespreche.
> Aber ich erlebe immer wieder Schüler, die gar nicht hören wollen, was ich sage. Die starren nur auf die Note, und wehe, sie entspricht nicht dem, was sie erwartet haben. Andere haben eine solche Selbstüberschätzung, daß sie ihre Fehler auf keinen Fall akzeptieren. Dann bin ich der Böse, der sie ungerecht beurteilt hat.“ (Ein Anleiter)

**Kommentar**

Die meisten Anleiter gehen sehr gewissenhaft mit dem Instrument der Beurteilung um und empfinden um so größere Enttäuschung, wenn dieses Bemühen vom Schüler nicht wahrgenommen wird. Das kann allmählich zu einem Vermeidungsverhalten wie im Schüler-Beispiel 2/Anleiter-Beispiel 1 führen.
Im geschilderten Fall wäre denkbar,

- daß die Anleiter-Schüler-Beziehung nicht stimmt,
- daß der Anleiter sich bei aller Sorgfalt zu sehr auf die Endbeurteilung konzentriert und zuwenig Zwischenrückmeldungen gegeben hat,
- daß der Schüler tatsächlich uneinsichtig ist,
- daß der Anleiter selbst „harmoniesüchtig“ ist und Zustimmung vom Schüler verlangt, die dieser bei einer schlechten Beurteilung kaum geben kann.

**Fazit**

Bei „uneinsichtigen“ Schülern werden die Orientierung am „Rückmeldungs-Knigge“ (s. S. 65) und der sachliche Ablauf des Beurteilungsgesprächs besonders wichtig.
Trotz allem darf hier nicht die Beziehung zum Schüler im Mittelpunkt stehen, sondern das Bemühen um eine fachlich korrekte Rückmeldung, die von allen Teilnehmern des Beurteilungsgesprächs mitgetragen werden kann.

■ Anregung: Ergänzen Sie die Beispiele aus Ihrem Erfahrungsbereich und erarbeiten Sie Lösungsvorschläge.

## 11.4 Praxisproben und fachpraktische Prüfung – Vorbereitung und Bewältigung

Schülerstreß

„Praxisbesuche von der Schule waren für mich und für meine Anleiterin gräßlich. Irgendwie war es jedesmal eine Prüfungssituation, weil ja immer eine Note gemacht wurde. Ich konnte meist schon die Nacht vorher nicht schlafen. Oft geht dann auch irgendetwas schief. Einmal ist die Bewohnerin, mit der ich die Ganzwaschung durchführen wollte, über Nacht krank geworden, und ich mußte mich plötzlich auf einen anderen Bewohner einstellen. Ein anderes Mal ging eine Aktivierung daneben, weil die Bewohner an dem Tag überhaupt keine Lust hatten. Meine Anleiterin war immer genauso erledigt wie ich, wenn der Tag vorbei war." (Eine Altenpflegeschülerin)

Anleiterstreß

„An Prüfungstagen bin ich oft fast genauso aufgeregt wie meine Schüler. Viele Dinge müssen sie ja von der Schule aus anders machen, als es dann bei uns möglich ist. Das bringt Unsicherheit. Andererseits möchte man, daß die Schüler zeigen können, was sie gelernt haben. Und dabei weiß man, wie unberechenbar die Arbeit mit Menschen ist. Da kann schon die Tagesform des Betreuten vieles entscheiden." (Eine Anleiterin in der Behindertenhilfe)

Der Anleiter ist an der Qualität der gezeigten Leistung beteiligt und ist mitverantwortlich für deren gerechte Beurteilung. Häufig fühlt er sich am Prüfungstag ähnlich auf dem Prüfstand wie der Schüler, schließlich war er sein wichtigster fachpraktischer Ansprechpartner und Lehrer. Man wünscht einerseits dem Schüler ein gutes Abschneiden, zugleich schwingt auch ein wenig eigener „Anleiterehrgeiz" mit.
Im folgenden wird der Versuch unternommen, einen Katalog mit Anregungen für eine erfolgreiche Vorbereitung und Gestaltung der Prüfungssituation zu erstellen. Weiter unten sind „Prüfungskiller" genannt, die nach Möglichkeit vermieden werden sollten.
Grundvoraussetzung ist natürlich in jedem Fall eine gute, detaillierte Vorbereitung und Begleitung des Schülers.

### Checkliste zur Bewältigung von Prüfungssituationen:

Phase I

- Frühzeitige gemeinsame Vorüberlegungen:
  Wenn der Schüler Einfluß auf das Prüfungsthema hat, z. B. bei einer Praxisprobe: Was soll der Inhalt sein?
  Z. B. welche Aktivität möchte der Schüler durchführen?
  Welche Person(en) kommt(kommen) dafür in Frage?

Was braucht der Schüler für die Durchführung?
Welche äußeren Bedingungen müssen erfüllt sein (Raumbenutzung etc.)?
- Erster schriftlicher Entwurf vom Schüler, der mit dem Anleiter besprochen wird.
- Betreute informieren und um Mitarbeit bitten.
  Team informieren und um Rücksicht bei der Planung bitten.
- Bei Prüfungen, in denen medizinisch-pflegerisches Wissen abgeprüft wird: Üben denkbarer Prüfungsinhalte, auch in leicht abgewandelter Form, bzw. mit unterschiedlichen Patienten.
- Klare Absprachen zwischen Schüler und Anleiter (Wann kann geübt werden?).

Phase II

- Äußeren Ablauf der Prüfung mit dem Schüler durchsprechen (auf jeden Fall am Tag vor der Prüfung), damit beide, Schüler und Anleiter, sich sicher fühlen.
- Vorbereitungen in die Wege leiten (Raumnutzung, Material).
- Bei Prüfungsaufgaben, die vom Schüler vorbereitet und eingereicht wurden und deren Ablauf stark vom Befinden eines Bewohners abhängt, sollte auch besprochen werden, wie auf ein verändertes Befinden eingegangen bzw. was ersatzweise gezeigt werden kann, falls der Bewohner an diesem Tag nicht ansprechbar ist.
- Ermutigung und Lob sind für den Schüler in der Zeit unmittelbar vor der Prüfung besonders wichtig.
- Gesprächsbereitschaft bei noch offenen Fragen deutlich signalisieren. Oft trauen sich die Schüler so kurz vor der Prüfung nicht zuzugeben, wenn ihnen noch etwas unklar ist.

Phase III

- Am Prüfungstag selbst kann schon die in netter Art erfolgende Begrüßung für alle Teile lockernd und entspannend wirken.
- Dem Anleiter kommt auch in der fachpraktischen Prüfung eine Art Mittlerrolle zu: Sorgt er dafür, daß der externe Prüfer sich wohlfühlt, so kann die Prüfung in angenehmer Atmosphäre verlaufen.
- Wichtig ist auch hier wieder die Information: Wie bei der Arbeit auch, sollte jeweils kurz besprochen werden, wie der Ablauf geplant ist.
- Für den Schüler ist eine ruhige und ermunternde Haltung des Anleiters entlastend. Kleine positive Signale, ein Lächeln, ein Nicken, machen Mut.

- Im Prüfungsablauf sollten Anleiter und Prüfer möglichst allen Beteiligten, vor allem aber auch dem/den beteiligten Betreuten und Mitbewohner(n) signalisieren, daß sie ernstgenommen werden und jeder ihnen zugewandt ist.

Phase IV

- Im abschließenden Gespräch (das auch vom Rahmen her angenehm gestaltet wird, s. S. 178) hält der Anleiter seine Notizen und entsprechende Unterlagen bereit. Er sollte sich um eine offene, objektive Haltung bemühen und sich nicht vom Urteil des Fachlehrers beeinflussen lassen.
- Inhaltliche Grundlage des Gesprächs kann die Kriterienliste der Prüfung sein (s. 11.5, S. 186f).
- Der Schüler ist so rasch wie möglich über das Ergebnis zu informieren.
- Im Zweiergespräch zwischen Schüler und Anleiter dürfen und sollen beide die Möglichkeit haben, offen zu sagen, wie sie die Prüfungssituation empfunden haben und wie es ihnen jetzt geht.

Prüfungskiller

Und hier noch die Liste der zu vermeidenden „Prüfungskiller“:

- Hektisches Verhalten,
- Unsicherheit beim Anleiter,
- unfreundliches Verhalten gegenüber dem externen Prüfer,
- Zurechtweisen des Schülers vor dem externen Prüfer,
- übertriebenes Loben und Ermutigen des Schülers,
- abwertende oder mißverständliche Körpersprache,
- emotionale Reaktionen im Bewertungsgespräch.

Anregung: Erweitern oder verändern Sie diese Liste nach Ihren Vorstellungen. Probieren Sie manches aus, streichen Sie in Ihren Augen Überflüssiges und markieren Sie, welche Punkte Sie beachten wollen.

Wieviel Flexibilität und Fingerspitzengefühl bei noch so sorgfältiger Planung in der aktuellen Situation vom Schüler und seinem Beurteiler gefordert werden, zeigt das folgende Beispiel aus dem Arbeitsfeld Psychiatrische Klinik:

Lernziel verfehlt? – Der Weg ist das Ziel

Der engagierte Schüler Holger hatte sich vorgenommen, im hauswirtschaftlichen Bereich eine Praxisprobe durchzuführen. Die fast fünfzigjährige, psychisch kranke Frau M., die er dafür ausgesucht hatte, war in der Wohngruppe durch Unselbständigkeit und Antriebslosigkeit aufgefallen. Nun sollte sie unter seiner Anleitung eine Mahlzeit zubereiten und so erfahren, daß sie in ihrer momentanen Situation nicht zum Nichtstun verdammt war und vielleicht sogar wieder ein Stück Selbständigkeit erlangen konnte. Alles war vorüberlegt, Nah- und Fernziele standen fest, die me-

thodischen Schritte hatte Holger vorher in der schriftlichen Ausarbeitung fein säuberlich niedergeschrieben.
Doch nun geschah das Unerwartete. Kaum war die bis dahin lethargische Frau in der Wohnküche mit Schüsseln und Kochzutaten zugange, erwachte in ihr die „schwäbische Hausfrau“. Holger, der sich vorgenommen hatte, in Einzelschritten vorzugehen, sah sich von dem selbstbewußten und forschen Einstieg seiner „Patientin“ völlig überrumpelt. Nochmals startete er einen Versuch das Feld „zurückzuerobern“; er war schließlich der Anleitende. Frau M. aber hatte ihre Lebensenergie wiedergefunden, mischte selbständig Zutaten, ignorierte Holgers bereitgelegtes Rezept herablassend, und als es ihr schließlich zu bunt wurde, drückte sie dem verdutzten jungen Mann den größten Kochlöffel in die Hand, der in ihrer Reichweite war. Es bestand kein Zweifel mehr: der anleitende Schüler war zum Küchengehilfen geworden, der Lehrling zum Meister ...
Sollte Holger versuchen, sein ausgearbeitetes Konzept zu „verteidigen“ oder Frau M. tatsächlich die Regie überlassen? Nach kurzem Zögern akzeptierte er die neue Realität und begab sich fortan in die Rolle des „Küchengehilfen“ ... (Frau M. war mit dem Ergebnis sehr zufrieden!)

**Rückmeldung**

Verunsichert und sichtlich angestrengt kam Holger danach zum Nachgespräch. Was sollte ihm der Anleiter zurückmelden? Der Schüler hatte die Situation verkannt, die Person nicht richtig eingeschätzt, seine Nahziele nicht erreicht. Stattdessen war er „aus der Rolle“ gefallen. Aber er hatte sich in der konkreten Situation – trotz aller inneren Widerstände – letztlich am Gegenüber zu orientieren „getraut“. Sein entscheidendes Ziel hatte er erreicht: Frau M. war „aufgeblüht“ und hatte für eine Stunde vergessen, daß sie eigentlich die „antriebslose, apathische“ Frau von Gruppe 7 war ...
Es war klug von dem Anleiter, dies anzuerkennen und nicht kleinlich an den vielen Kleinigkeiten hängen zu bleiben. Die Praxisprobe war keine Vorzeigesituation gewesen, aber eine echte Lernsituation! Was will man mehr?

## 11.5 Beurteilungskriterien – Wegweiser im Bewertungswirrwarr

Es kann nicht Aufgabe eines Anleitungshandbuches sein, Prüfungsinhalte und Beurteilungskriterien zu definieren oder gar über Sinn und Unsinn von Benotung zu diskutieren. Dafür gibt es eigene Bücher und ganze Gremien, die sich darüber den Kopf zerbrechen.

Hier geht es nur darum, Ihnen als Anleiter einige Anhaltspunkte an die Hand zu geben und in einem Überblick deutlich zu machen, worum es bei der Beurteilung geht.
Grundlage einer Beurteilung, gleichgültig, ob sie nun im Rahmen einer Praxisauswertung oder einer fachpraktischen Prüfung erfolgt, sind vorgegebene Beurteilungskriterien (z. B. anhand von „Standards", s. Kap. 10, S. 166ff), die gleichsam als Maßstab für die vom Schüler erworbenen Kompetenzen und Fähigkeiten dienen.

**Was muß beurteilt werden?**

Die Kriterien sind von den Lernzielen (s. Kap. 6, S. 109) bestimmt. Sie geben uns Auskunft darüber, welche Aspekte der Schülerleistung beurteilt werden sollen, z. B. seine soziale Kompetenz im Umgang mit den Betreuten oder die richtige Umsetzung medizinischen oder pädagogischen Wissens.

**Wieviel muß der Schüler können?**

Durch die Art der Aufgabenstellung in der Prüfung wird festgelegt, welches Leistungsniveau, bezogen auf den Ausbildungsstand, beim Schüler vorauszusetzen ist: Im ersten Altenpflege-Ausbildungsjahr wird zum Beispiel die Beherrschung einfacherer pflegerischer Fertigkeiten vorausgesetzt, im dritten Ausbildungsjahr muß der Schüler auch komplexe Pflegehandlungen sicher und fehlerfrei durchführen können (s. S. 109).

**Wieviel kann der Schüler tatsächlich?**

Der Ausdruck der Beurteilung in Punkten, Noten oder ähnlichem soll anzeigen, in welchem Maße der Schüler die Anforderungen erfüllt, ob er zum Beispiel die gezeigte Maßnahme wirklich folgerichtig, einfühlsam und sicher durchgeführt hat, wie es die Aufgabenstellung verlangte. (Siehe dazu auch die Anmerkungen zur Benotung unter 11.6, S. 188f.)

**Wunsch nach Vereinheitlichung**

In vielen Einrichtungen und Ausbildungsstätten liegen Lernzielkataloge, Beurteilungskriterien und Orientierungshilfen zur Benotung vor, bis hin zu detaillierten Formblättern für die Leistungsauswertung. Zugleich laufen jedoch Bestrebungen, die Ausbildungsrichtlinien und damit auch Lehrpläne und Prüfungsinhalte für pflegerische/sozialpflegerische Berufe zu vereinheitlichen und bundesweit festzuschreiben. Erste Schritte in dieser Richtung sind schon getan.
In dieser Übergangssituation beschränken wir uns im folgenden auf eine knappe Übersicht über die drei Bereiche, in denen der Schüler im Laufe der Ausbildung Kompetenz erwerben soll – und die natürlich auch Gegenstand der Beurteilung sind. Je nach Arbeitsfeld und Ausbildungsstand wird dabei die Gewichtung der einzelnen Punkte unterschiedlich sein.

## Schwerpunkte der Beurteilung – zu bewertende Aspekte des Schülerverhaltens

### I. Fachliche Kompetenz

1. Organisation des Arbeitsablaufs
   - folgerichtige, situationsangepaßte Planung, Ausführung und Nachbereitung
2. Umsetzung von Fachwissen
   - korrekte Anwendung von medizinisch-pflegerischem bzw. pädagogisch-psychologischem Fachwissen
   - genaue (Patienten-)Beobachtung und situationsangepaßtes Handeln (auch im Sinne von prophylaktischen Maßnahmen sowie im Hinblick auf die Bewältigung von Akutsituationen)
   - Hygiene
   - Beachtung der Sicherheit
   - fachgerechter Umgang mit Material/Hilfsmitteln/Medikamenten
3. Arbeitsleistung
   - Geschick
   - Flexibilität, Erkennen von Prioritäten
   - Problemlösefähigkeit in neuen Situationen
   - Arbeitstempo
4. Bewältigung administrativer Aufgaben
   - schriftliche Leistungsnachweise
   - mündliche/schriftliche Berichterstattung
   - Dokumentation
   - Pflegeplanung, Entwicklungsbericht
   - Planung von Veranstaltungen

### II. Soziale Kompetenz

1. Umgang mit Betreuten/Patienten
   - wertschätzender Umgang (Anrede, Informierung, Umgangston, Wahrung der Intimsphäre)
   - Wahrnehmung von und richtiges Eingehen auf körperliche/psychische/soziale Bedürfnisse des Betreuten
   - Förderung von Selbständigkeit, Erhalten von Ressourcen
2. Umgang mit Mitarbeitern
   - Offenheit
   - Verläßlichkeit
   - Weitergabe von Information
   - Kritikfähigkeit
   - Teamfähigkeit
3. Umgang mit Angehörigen
   - Informierung
   - wertschätzender Umgang

## III. Persönliche Kompetenz

1. Lernfähigkeit
   - beobachtbare Lernfortschritte
   - Flexibilität
   - rasche Auffassungsgabe auch bei komplexen Abläufen
   - Selbständigkeit
2. Motivation
   - Einstellung zur Arbeit
   - Verantwortungsbereitschaft
   - Eigeninitiative
3. Psychologische Fähigkeiten
   - Kontaktfähigkeit
   - Einfühlungsvermögen
   - Belastbarkeit (Umgang mit belastenden Situationen)
   - Umgang mit Distanz und Nähe
   - Konfliktfähigkeit

Wie die in I-III erworbene Kompetenz im einzelnen demonstriert wird, hängt von der Aufgabenstellung ab. Als Beispiel sei hier die Beurteilung der Vorbereitungsphase einer einfachen pflegerischen Maßnahme angeführt.

Beispiel aus dem pflegerischen Bereich

Tab. 11.1 Das Waschen eines bettlägerigen alten Menschen

| **Vorbereitung** (nach Standardvorgabe)<br>Individuelle Wünsche beachten! | | | |
|---|---|---|---|
| | | realisiert | nicht realisiert |
| Bereitstellen von | 2 Waschschüsseln mit w. Wasser (n. Wahl) | | |
| | 2 Handtüchern | | |
| | 2 Waschhandschuhe | | |
| | Seife oder Waschlotion | | |
| | Hauptpflegemittel (n. Wahl) | | |
| | Kosmetikutensilien | | |
| | Rasierapparat | | |
| | Einmalhandschuhe, Wegwerfartikel für die Intimpflege | | |
| | Gegenstände zur Mundpflege | | |
| | frische Wäsche, evtl. Nachthemd | | |
| | evtl. Blickschutz | | |
| Sorge tragen für angenehme Raumtemperatur | | | |
| Beobachten, reagieren u. informieren | | | |
| Beachten hygienischer Grundsätze | | | |

- Anregung 1: Versuchen Sie, anhand der in der Kriterienliste (S. 186f) aufgelisteten Kriterien zu einer Benotung im Beispiel „Holger“ zu kommen und diese zu begründen. Greifen Sie ruhig auch Beispiele aus Ihrer eigenen Praxis heraus, besprechen Sie sie mit AnleiterkollegInnen und vergleichen Sie die unterschiedlichen Bewertungen.

- Anregung 2: Machen Sie sich als Anleiter möglichst früh und möglichst intensiv mit dem Anforderungskatalog vertraut, denn er gibt schließlich die Ziele vor, die auf dem Anleitungsweg erreicht werden sollen. Damit ist er ein hilfreiches Orientierungswerkzeug für den Anleiter, der entsprechend unterstützend und fördernd in den Lernprozeß eingreifen kann, aber auch für den Schüler.

## 11.6 Noten – ein bei aller Problematik wichtiges Instrument

„Die Beurteilung von Schülerleistungen ist nach wie vor mit Problemen belastet. Jeder selbstkritische Lehrende empfindet Unbehagen, wenn er möglichst objektiv und gerecht Leistungen beurteilen möchte und deutlich spürt, daß er den eigenen Ansprüchen nicht genügt.
Die Literatur über Leistungsbewertungen und -beurteilung weist beeindruckend nach, daß viele subjektive Faktoren eine beeinflussende Wirkung haben. ... Während die didaktische Diskussion heute für den Wissensbereich hinreichend verläßliche Verfahren angibt, sind die Unsicherheiten im Verhaltensbereich, im Bereich der Fertigkeiten größer.“ (M. Bönsch, Altenpflege 6/1984)

Wieweit der Schüler die an ihn gestellte Anforderung erfüllt, wie nah er dem festgelegten Lernziel kommt, soll in der Regel in einer Note ausgedrückt werden.

**Beurteilungsskala statt Noten**

Es empfiehlt sich, die Note aus einem neutraleren Bewertungsschema mit Punktevergabe oder, noch besser, aus einer *Beurteilungsskala* zu gewinnen, wie es tatsächlich auch in vielen Beurteilungsbögen geschieht. Ein Beispiel für eine solche Beurteilungsskala liefert der oben angeführte Vorschlag zur Bewertung einer Ganzwaschung. Der Prüfer trägt seine Bewertung dabei per Ankreuzen ein. Die hier verwendete Skala ist sehr einfach und unterscheidet nur zwischen Ja und Nein. Als Grundlage für die Erstellung kann ein Standard herangezogen werden (s. Kap. 10, S. 166ff).
Denkbar ist aber auch, mit mehrstufigen Skalen zu arbeiten, die von einer „starken“ über eine „mittlere“ bis hin zu einer

„schwachen“ oder „völlig fehlenden“ Ausprägung des zu beurteilenden Merkmals reichen. Hier hat sich die Vorgabe von 5 Abstufungen besonders bewährt.
Die Verwendung solcher differenzierterer Bewertungsskalen empfiehlt sich bei der Beurteilung komplexerer Vorgänge (s. Beispiel „Holger“, S. 183f).

Der Vorteil des Verfahrens liegt darin,

**Wenig aufwendig, präzise, objektiv, hilfreich**

- daß sehr rasch, also wirklich prüfungsbegleitend, gearbeitet werden kann,
- daß die Abstufungen ein recht präzises Einschätzen der Leistung ermöglichen,
- daß sich die Beobachtungen mehrerer Prüfer, z. B. Anleiter/Lehrer für Fachpraxis, gut vergleichen lassen,
- daß eine Art „Leistungsprofil“ des Schülers entsteht, das eine etwas „objektivere“ Bewertung zuläßt als die bloße Benotung,
- daß außerdem ein solches Profil auch für den Schüler selbst hilfreich ist. Es sollte ihm unbedingt zugänglich gemacht und mit ihm besprochen werden. Er erfährt so genau, wo er an sich arbeiten muß.

Die Auswertung der Beurteilungsskala wird dann in einer Note zusammengefaßt. Häufig werden wir auf Zwischennoten zurückgreifen, um der Leistung des Schülers gerechter zu werden. Zur Orientierung hier eine Übersicht darüber, was die verschiedenen Noten eigentlich ausdrücken:

**Sehr gut**

Die Leistungen übertreffen überwiegend das geforderte Lernziel.
(Hervorragende Leistung ohne Einschränkung; sichere, differenzierte und breite Wissensbasis; klare, begründete, situationsangepaßte Umsetzung des Wissens; eigenständige Auseinandersetzung mit Inhalten und Umsetzung.)

**Gut**

Das Lernziel wird ohne Einschränkung erreicht.
(Beachtliche Leistung ohne wesentliche Einschränkungen; sichere Wissensbasis; gute Umsetzung, die Einsicht in die Zusammenhänge verrät.)

**Befriedigend**

Das Lernziel wird im allgemeinen erreicht.
(Solide Leistung mit geringen Einschränkungen; voll ausreichende Wissensbasis; angemessene Umsetzung.)

**Ausreichend**

Die Leistungen weisen Mängel auf, die jedoch in absehbarer Zeit behoben werden können.
(Noch akzeptable Leistung, allerdings mit größeren Einschränkungen; knappe Wissensbasis; Unsicherheiten in der Umsetzung; keine Anzeichen für ein Denken im Zusammenhang.)

**Mangelhaft**

Die Leistung entspricht nicht den Anforderungen, sie weist auf erhebliche Kompetenzdefizite hin.
(Unbefriedigende Leistung mit erheblichen Mängeln; lückenhafte Wissensbasis; fehlerhafte Umsetzung; Leistungsverbesserung möglich.)

**Ungenügend**

Die Leistungen entsprechen nicht den Anforderungen – selbst die Grundkenntnisse sind lückenhaft.
(Völlig unzureichende Wissensbasis; Unfähigkeit zur Umsetzung; Leistungsverbesserung erscheint nicht realisierbar.)

(Zusammengefaßt und ergänzt nach Vorlagen Schule Witte, Stuttgart, u. Altenpflegeschule Haus am Berg, Bad Urach)

## 11.7 Beurteilungen sind immer relativ – und doch oft angemessen

**Echte Objektivität ist unmöglich**

Bei allen Orientierungshilfen und allem Bemühen um Objektivität bleibt es schwierig, Leistungen so komplexer Art, wie sie im sozialpflegerischen Bereich gefordert sind, zu beurteilen. Zu den „Tücken" des pflegerischen Alltags mit seinen viel Flexibilität verlangenden Anforderungen kommt die Verzerrung durch die Subjektivität aller Beteiligten (s. subjektive Beurteilungsfehler, 11.2, S. 173f)). Jeder Anleiter hat, und sei es unbewußt, „Lieblingsschüler", jeder Prüfer hat „Lieblingsthemen", die ihm besonders wichtig sind und deren falsche Behandlung er besonders übel vermerkt. Die meisten Anleiter sind sich dieser Problematik denn auch nur zu bewußt, wie die Aussage der Anleiterin am Anfang des Kapitels und das Zitat von Manfred Bönsch zeigen.

Bewertungen, vor allem, wenn sie aus einer einzigen Leistungsdemonstration abgeleitet werden, wie etwa bei einer Prüfung, sind immer auch von Zufällen und Unwägbarkeiten, dem Befinden der Betreuten und vielem mehr abhängig.

**Keine „Durchschnittsnoten"**

Dennoch wäre es ein Fehler, dieses Dilemma durch die Vergabe von „Durchschnittsnoten" zwischen „gut" und „befriedigend" zu umgehen. Sie lassen den Schüler über seine tatsächliche Leistung im Unklaren, ja verführen ihn möglicherweise zu gefährlicher Selbstüberschätzung (vgl. S. 130f). Es kann nicht angehen, aus lauter Gutmütigkeit Schüler, die den Anforderungen eigentlich nicht gewachsen sind, in eine verantwortungsvolle

Tätigkeit zu entlassen, in der andere Menschen in hohem Maß von ihnen abhängig sind.
Außerdem werten Durchschnittsnoten die Ernsthaftigkeit der Ausbildung ab („Mit Hilfsbedürftigen umgehen kann jeder.“) und schaden damit dem Ansehen des ganzen Berufsstandes.
Genauso ungerecht ist es natürlich, Schülern, die wirklich Hervorragendes leisten, die Anerkennung durch die entsprechende Note zu verweigern, weil man ja immer irgendetwas *noch* besser machen kann.

**Bemühen um Sachlichkeit**

In der Prüfungs- und Beurteilungssituation ist höchste Sachlichkeit gefordert – auch dem „Lieblingsschüler“ gegenüber, der sonst doch immer viel besser war. Selbst „unangenehme Schüler“, die dem Anleiter viel zu schaffen machten, können durch unerwartete Leistungen überraschen, die bei allem menschlich verständlichen, aber unsachlichen inneren Widerstreben des Anleiters absolut gerecht und unabhängig bewertet werden müssen – *ohne Ansehen der Person*!

**Mut zur Wertung**

Doch soll hier die Notengebung, mit der sich viele Anleiter ohnehin schwertun, nicht unnötig dramatisiert werden. Solange unsere Prüfungsordnungen keine besseren Alternativen vorsehen, hat es keinen Sinn, allen Beteiligten ein schlechtes Gewissen zu machen. Wir müssen uns vielmehr bemühen, mit dem uns zur Verfügung stehenden Instrumentarium sinnvoll zu arbeiten – und dies ist durchaus möglich, wenn die oben angedeuteten Gesichtspunkte kritisch und bewußt berücksichtigt werden.

**Fachkompetenz einsetzen**

So ist in der Beurteilungssituation noch einmal in besonderer Weise das Selbstbewußtsein des Anleiters gefordert – gerade auch in der Zusammenarbeit mit dem Fachlehrer. Er darf hier durchaus auf die eigene Fachkompetenz und Beobachtungsgabe vertrauen und Mut zu einer eigenen, unabhängigen Wertung zeigen, sofern er diese sowohl dem externen Prüfer als auch dem Schüler gegenüber begründen kann.

■ Anregung: Beurteilen Sie die Leistungen des Schülers ab und zu inoffiziell für sich. Vergleichen Sie Ihre Wertung hin und wieder mit der von KollegInnen, um ein Gefühl für das Bewertungssystem zu bekommen.

# 12. Literatur

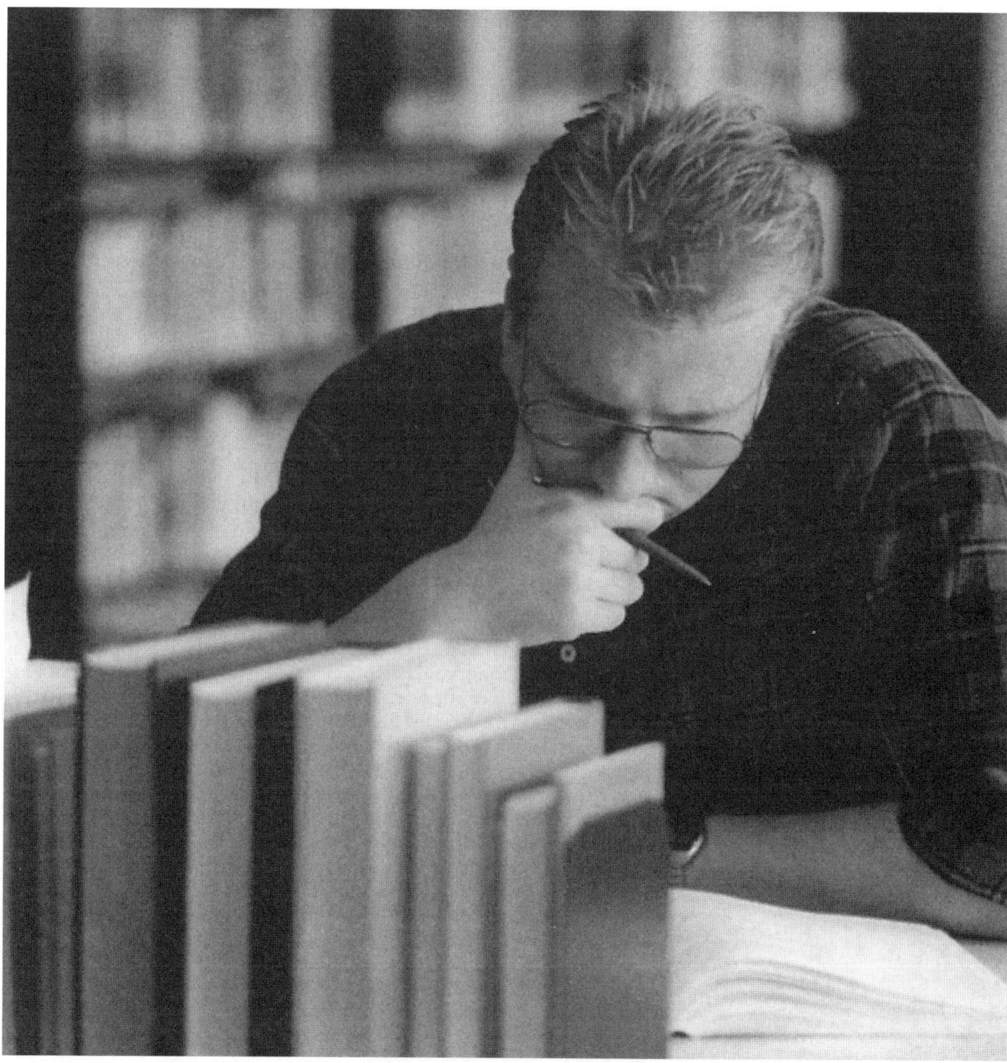

# 12. Literatur


Bartoszek, G.: Praxisanleitung in der Weiterbildung. Krankenpflege 2 (1993).

Bergius, R.: Sozialpsychologie. Hoffman und Campe, Hamburg 1976.

Berne, E.: Spiele der Erwachsenen. Kindler, München 1995.

– ders.: Was sagen Sie, nachdem Sie „Guten Tag“ gesagt haben?: Psychologie des menschlichen Verhaltens. Fischer, Frankfurt/M. 1986.

– ders.: Transaktionsanalyse der Intuition: ein Beitrag zur Ich-Psychologie. Junfermann, Paderborn 1991.

Bönsch, M.: Beurteilungsmöglichkeiten. Altenpflege 6 (1984). S. 344 ff.

DBVA Information, Organ des Deutschen Berufsverbandes für Altenpflege E.V., 5 (1990).

Dieckmann, R.; Kleinemeier, F.: Konzept der klinischen Unterrichtskräfte an der Krankenpflegeschule Bethel für die Praktikumseinsätze. DKZ 4 (1992).

Ende, M.: Momo. Thienemann, Stuttgart 1973.

Falk, J.; Kerres, A.: Brückenschlag von Theorie zu Praxis. Altenpflege 1 (1995).

Feige, J.; Spennhoff, R. (Hrsg.): JA zu jedem Tag: bliblische Texte, Gebete und Betrachtungen. Aussaat-Verlag, Neukirchen-Vluyn, und Verlag Katholisches Bibelwerk GmbH, Stuttgart 1994.

Forum 24, Theoriegeleitetes Arbeiten in Ausbildung und Praxis. Kuratorium Deutsche Altershilfe. 1995.

Gnamm, E.: Pflegestandards. Altenpflegerin und Altenpfleger. 1–2 (1994).

Grulke, N.: Beurteilungen in der beruflichen Weiterbildung. Arbeitspapier (1996).

Heckhausen, H.: Motivation und Handeln. Springer, Berlin und Heidelberg 1989.

Heider-Burkart, K.: Krankenpflegeschüler in der Depressionsstation. DKZ 1 (1993).

Hobmair, H.: Psychologie. Stam-Verlag, Köln und München 1994.

Jahn, G.: Zur Einbeziehung von Patienten in die Ausbildung von Krankenschwestern und Krankenpflegern, DKZ 5 (1991).

Kammermeier, M.; Gürtler, K.: Das Herzstück der Ausbildung: „Der Praxisanleitung fällt eine entscheidende Rolle in der Altenpflegeausbildung zu“. Altenpflege 4 (1996).

Kauffeldt, S.; Kühnert, S.; Wittrahm, A.: Psychologische Grundlagen der Altenarbeit: gerontologische Grundlagen, Handlungskompetenzen, aktuelle Spannungsfelder. Ferd.-Dümmlers-Verlag, Bonn 1994.

Keppler, L.: Klinik-Unterricht: ein curricularer Leitfaden. DKZ 4 (1992).

Kirchner, H.: Gespräche im Pflegeteam. Thieme, Stuttgart 1996.

Koch, G.: Die erfolgreiche Moderation von Lern- und Arbeitsgruppen. Landsberg 1988.

Köther, I.; Gnamm, E.: Altenpflege in Ausbildung und Praxis. Thieme, Stuttgart und New York 1994.

Krampe, E.-M.: Anne Rocksloh, Krankenpflegeschülerin. Krankenpflege 2 (1993).

Kugler, G.; Vier Jahre Krankenpflegegesetz. DKZ 12 (1989).
Lefrancois, G. R.: Psychologie des Lernens. Springer, Berlin 1994.
Martin E.; Wawrinowski, U.: Beobachtungslehre: Theorie und Praxis reflektierter Beobachtung und Beurteilung. Juventa, Weinheim 1991.
Rath, E.; Biesenthal, U.: Pflegeplanung und Pflegedokumentation. Pflege-Zeitschrift 12 (1994).
Rogers, C. R.: Freiheit und Engagement: personenzentriertes Lehren und Lernen. Kösel, München 1984.
– ders.: Entwicklung der Persönlichkeit. Klett, Stuttgart 1994.
Rogers, C. R.; Schmid, P. F.: Person-zentriert: Grundlagen von Theorie und Praxis. Matthias-Grünewald-Verlag, Mainz 1995.
Rogers, C.; Stevens, B.: Möglichkeiten, sich und anderen zu begegnen. Junfermann, Paderborn 1986.
Schulz von Thun, F.: Klärungshilfe: Handbuch für Therapeuten, Gesprächshelfer und Moderatoren in schwierigen Gesprächen. Rowohlt, Reinbek bei Hamburg 1993.
– ders.: Miteinander reden. Bd. 1. Rowohlt, Reinbek bei Hamburg 1996.
– ders.: Miteinander reden. Bd. 2. Rowohlt, Reinbek bei Hamburg 1996.
Schulte, J.; Die Mentorenfunktion in der praktischen Ausbildung. DKZ 5 (1983).
Schwäbisch, L. u. a.: Anleitung zum sozialen Lernen. Rowohlt, Reinbek bei Hamburg 1989.
Steinborn, H. Ch.; Wilnböck-Buck, I. (Hrsg.): Ausbilder in der Industrie. Berichte zur beruflichen Weiterbildung, hrsgg. vom BIBB, 139.
Süß, M.: Gestaltung der praktischen Ausbildung in den Pflegeberufen: Handbuch für Ausbildende in der Krankenpflege, Kinderkrankenpflege und Altenpflege. Brigitte-Kunz-Verlag, Hagen 1994.
Vogel, A.: Krankenpflegeunterricht. Thieme, Stuttgart 1979.
von Rad, M.: Psychotherapeut: der unmögliche Beruf. Psychologie Heute 1 (1997), 33–37.
Watzlawick, P.: Menschliche Kommunikation: Formen, Störungen, Paradoxien, Huber, Stuttgart 1993.
Weinberger, S.: Klientenzentrierte Gesprächsführung: Eine Lern- und Praxisanleitung für helfende Berufe. Beltz, Weinheim 1992.
Wirsing, K.: Psychologisches Grundwissen für Altenpflegeberufe: ein praktisches Lehrbuch. Psychologie-Verlags-Union, München und Weinheim 1993.
Zimbardo, P. G.: Psychologie. Springer, Berlin und Heidelberg 1995.
Zöchbauer, F. u. a.: Kommunikationstraining. Quelle und Meyer, Heidelberg 1974.

# Register

## A



## B



## C



## D



## E



## F

## S



## T



## U



## V



## W



## Z